# Fisiopatologias e terapia nutricional

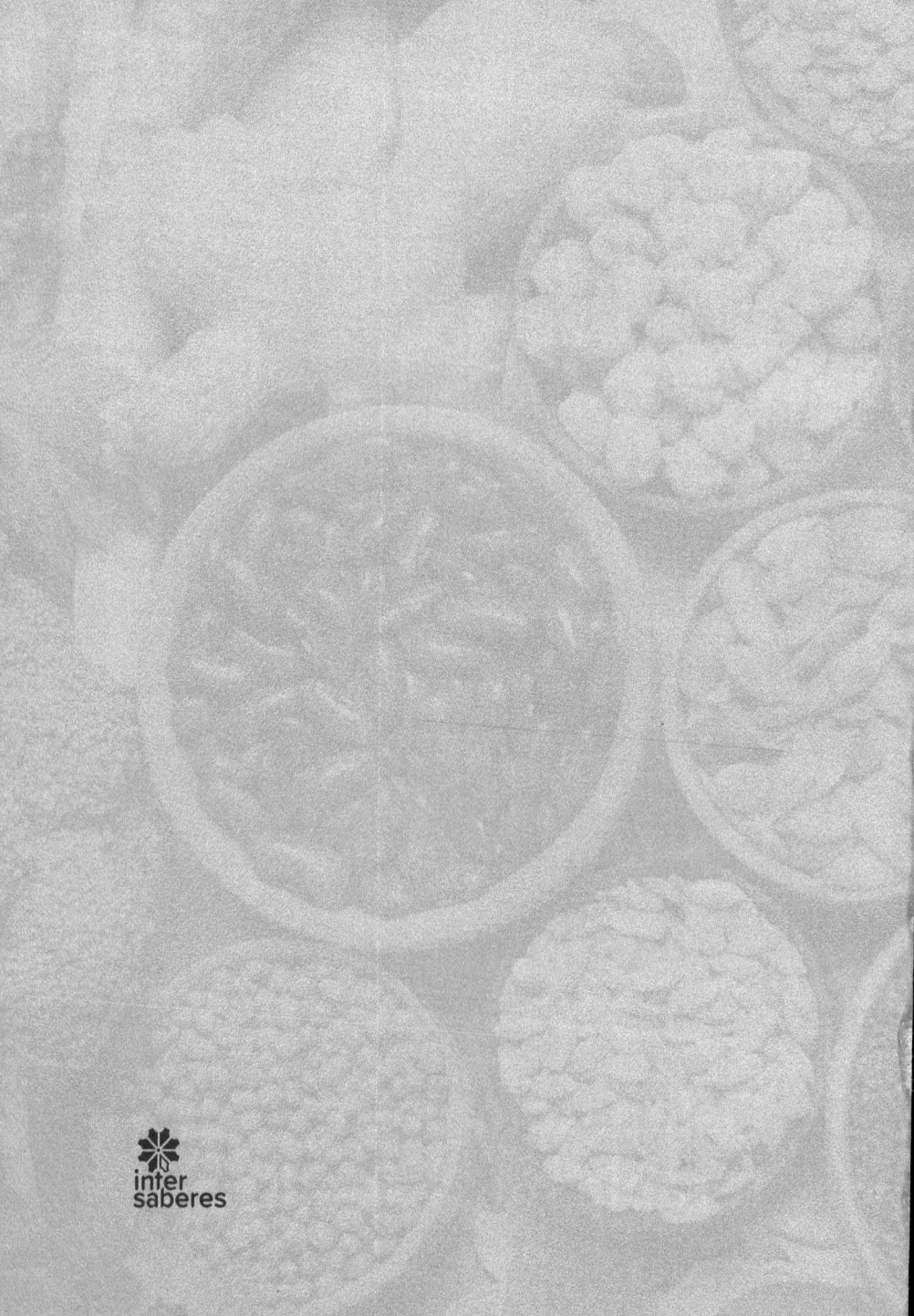

# Fisiopatologias e terapia nutricional

Ana Paula Garcia Fernandes dos Santos
Camila Brandão Polakowski

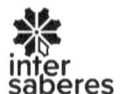

Rua Clara Vendramin, 58 . Mossunguê . CEP 81200-170
Curitiba . PR . Brasil . Fone: (41) 2106-4170
www.intersaberes.com . editora@intersaberes.com

**Conselho editorial**
Dr. Alexandre Coutinho Pagliarini
Drª Elena Godoy
Dr. Neri dos Santos
Mª Maria Lúcia Prado Sabatella

**Editora-chefe**
Lindsay Azambuja

**Gerente editorial**
Ariadne Nunes Wenger

**Assistente editorial**
Daniela Viroli Pereira Pinto

**Preparação de originais**
Ana Maria Ziccardi

**Edição de texto**
Arte e Texto
Camila Rosa

**Capa**
Luana Machado Amaro (*design*)
marilyn barbone/Shutterstock (imagem)

**Projeto gráfico**
Charles L. da Silva (*design*)
New Africa e Oksana Mizina/Shutterstock (imagens)

**Diagramação**
Laís Galvão

*Designer* **responsável**
Luana Machado Amaro

**Iconografia**
Maria Elisa Sonda
Regina Claudia Cruz Prestes

Dados Internacionais de Catalogação na Publicação (CIP)
(Câmara Brasileira do Livro, SP, Brasil)

Santos, Ana Paula Garcia Fernandes dos
    Fisiopatologias e terapia nutricional/Ana Paula Garcia Fernandes dos Santos, Camila Brandão Polakowski. Curitiba: InterSaberes, 2023.

Bibliografia.
ISBN 978-85-227-0726-3

1. Fisiopatologia 2. Terapia nutricional I. Polakowski, Camila Brandão. II. Título.

23-160370

CDD-616.07
NLM-QZ-140

**Índices para catálogo sistemático:**
1. Fisiopatologia clínica: Medicina 616.07
Eliane de Freitas Leite – Bibliotecária – CRB 8/8415

1ª edição, 2023.
Foi feito o depósito legal.

Informamos que é de inteira responsabilidade das autoras a emissão de conceitos.

Nenhuma parte desta publicação poderá ser reproduzida por qualquer meio ou forma sem a prévia autorização da Editora InterSaberes.

A violação dos direitos autorais é crime estabelecido na Lei n. 9.610/1998 e punido pelo art. 184 do Código Penal.

# Sumário

9 *Apresentação*

12 *Como aproveitar ao máximo este livro*

Capítulo 1
17 **Fisiopatologia do sistema digestório**
19 1.1 Sistema digestório
22 1.2 Aspectos fisiopatológicos e nutricionais das doenças do esôfago
32 1.3 Aspectos fisiopatológicos e nutricionais das doenças do estômago e do pâncreas
43 1.4 Aspectos fisiopatológicos e nutricionais das doenças hepáticas e biliares
53 1.5 Aspectos fisiopatológicos e nutricionais das doenças intestinais

Capítulo 2
81 **Fisiopatologia das doenças endócrino-metabólicas**
83 2.1 Sistema endócrino
89 2.2 Diabetes *mellitus*
99 2.3 Distúrbios da tireoide
105 2.4 Obesidade e síndrome metabólica

Capítulo 3
## 123 Fisiopatologia e terapia nutricional nas doenças renais
125   3.1 Sistema renal
128   3.2 Fisiopatologia dos rins
134   3.3 Triagem, avaliação e terapia nutricionais

Capítulo 4
## 147 Fisiopatologia nas alergias alimentares
149   4.1 Definição
152   4.2 Diagnóstico e tratamento
155   4.3 Principais alergias alimentares
158   4.4 Rotulagem de alimentos

Capítulo 5
## 165 Doenças oncológicas e nutrição
167   5.1 Fisiopatologia do câncer
169   5.2 Tratamentos oncológicos
178   5.3 Estado nutricional de pacientes oncológicos
181   5.4 Avaliação nutricional
181   5.5 Necessidades nutricionais
184   5.6 Cirurgias no tratamento oncológico

205   *Considerações finais*
207   *Lista de siglas*
209   *Referências*
223   *Respostas*
229   *Sobre as autoras*

Dedicamos esta obra a todos aqueles que participaram de nossas conquistas profissionais: nossos docentes da graduação, que nos ensinaram o abecê da nutrição; nossos familiares e nossos amigos, que entenderam todas as nossas renúncias e sempre nos apoiaram; nossos alunos, que tornaram o sonho de lecionar possível; nossos pacientes, que nos ensinam e nos permitem vivenciar nosso propósito; nossos queridos colegas de trabalho, que são a nossa inspiração no dia a dia.

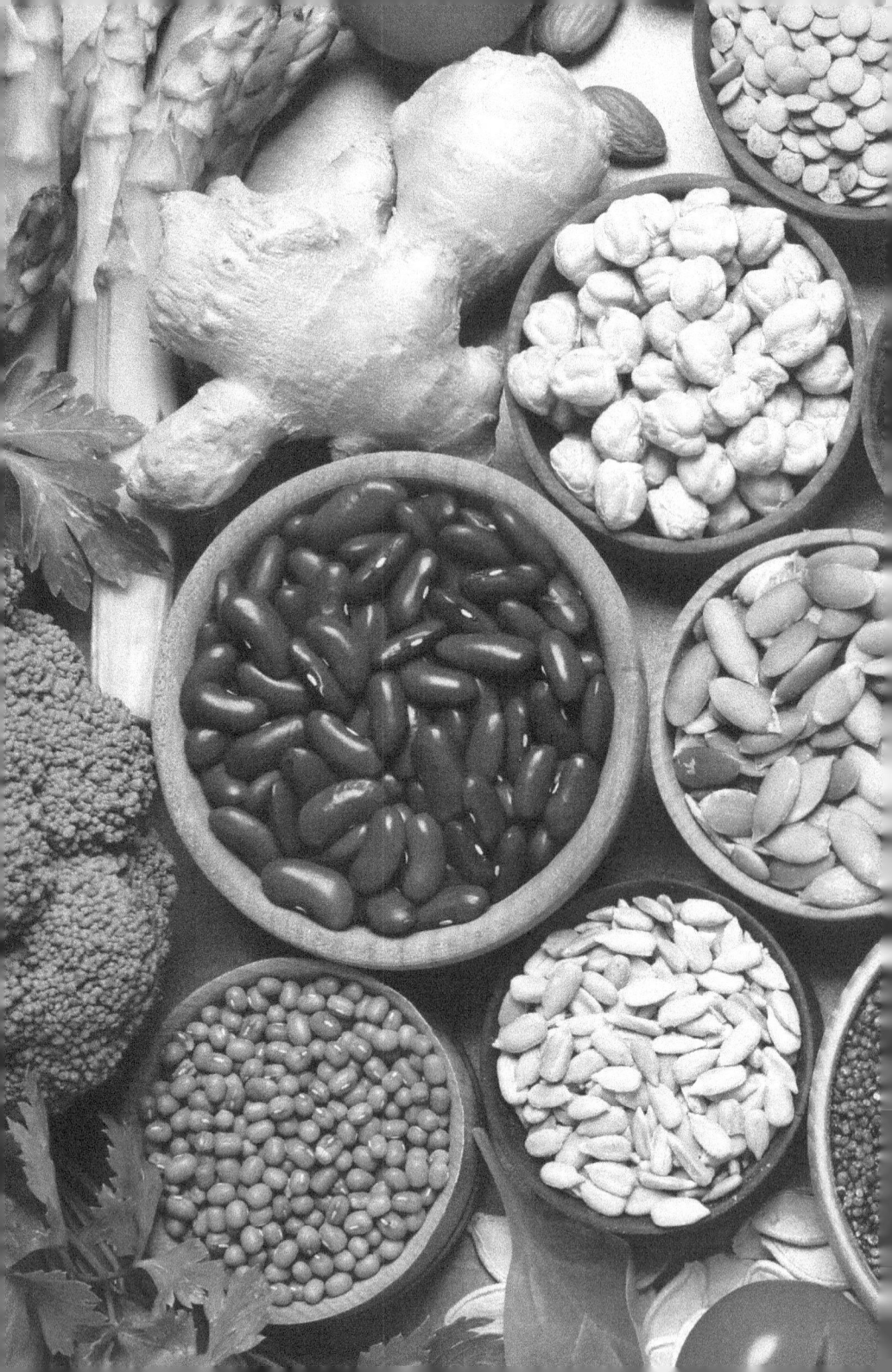

# Apresentação

Este livro tem como objetivo fornecer informações relevantes e confiáveis sobre as principais fisiopatologias encontradas na prática clínica e as terapias nutricionais indicadas para tratá-las. O conteúdo da obra destina-se, portanto, a estudantes da nutrição, tanto os que ainda estão se formando quanto os que já são profissionais atuantes na área e buscam atualização.

Na busca de criar um guia de acesso e interpretação fáceis, os temas aqui abordados foram organizados em cinco capítulos.

Como é essencial a compreensão das reações do organismo em razão da ingestão de alimentos, iniciaremos com o estudo do sistema digestório no Capítulo 1. Nesse capítulo, também apresentaremos os aspectos fisiopatológicos e nutricionais de algumas doenças do esôfago, do estômago, do pâncreas e do fígado, apontando como algumas condições podem alterar as reações do organismo. Os sintomas das doenças que acometem o sistema digestório comprometem o consumo alimentar e podem ocasionar um quadro de desnutrição grave.

No Capítulo 2, abordaremos os distúrbios endócrino-metabólicos e sua relação com hábitos da vida moderna. É notório que a mudança nos hábitos alimentares e o sedentarismo aumentaram os números de indivíduos com obesidade e síndrome metabólica. Veremos que a relação direta entre a nutrição e a fisiopatologia dessas alterações clínicas exige que o nutricionista conheça as necessidades relacionadas à alimentação dos pacientes com disfunções hormonais e doenças metabólicas.

No Capítulo 3, trataremos das doenças renais, cuja incidência também tem aumentado com o passar dos anos. Explicaremos a importância da nutrição no manejo dessas doenças para preservar as funções hidroeletrolíticas do organismo, prevenir a desnutrição e as possíveis intercorrências.

O tema do Capítulo 4 são as alergias e as intolerâncias alimentares, duas condições que, neste século, têm demonstrado crescente prevalência e ocupado espaço na comunidade médica em razão não apenas do impacto na vida do paciente, mas também das novas formas de tratamento. Relacionadas ao sistema imune e provocadas por diferentes mecanismos e fatores metabólicos, alergias e intolerâncias alimentares são patologias muito heterogêneas, por isso trataremos apenas das mais comuns. Também apresentaremos a legislação relacionada à rotulagem de alimentos, ferramenta de comunicação entre empresas e consumidores para orientar a escolha adequada dos alimentos.

Por fim, no Capítulo 5, abordaremos um assunto mais complexo dentro da ciência da nutrição: a oncologia. Por meio dos temas do capítulo, indicaremos o papel da terapia nutricional em tratamentos oncológicos, visto que esses pacientes sofrem diversas consequências no consumo alimentar tanto em razão da doença quanto pelos efeitos colaterais desse tipo de tratamento.

Boa leitura!

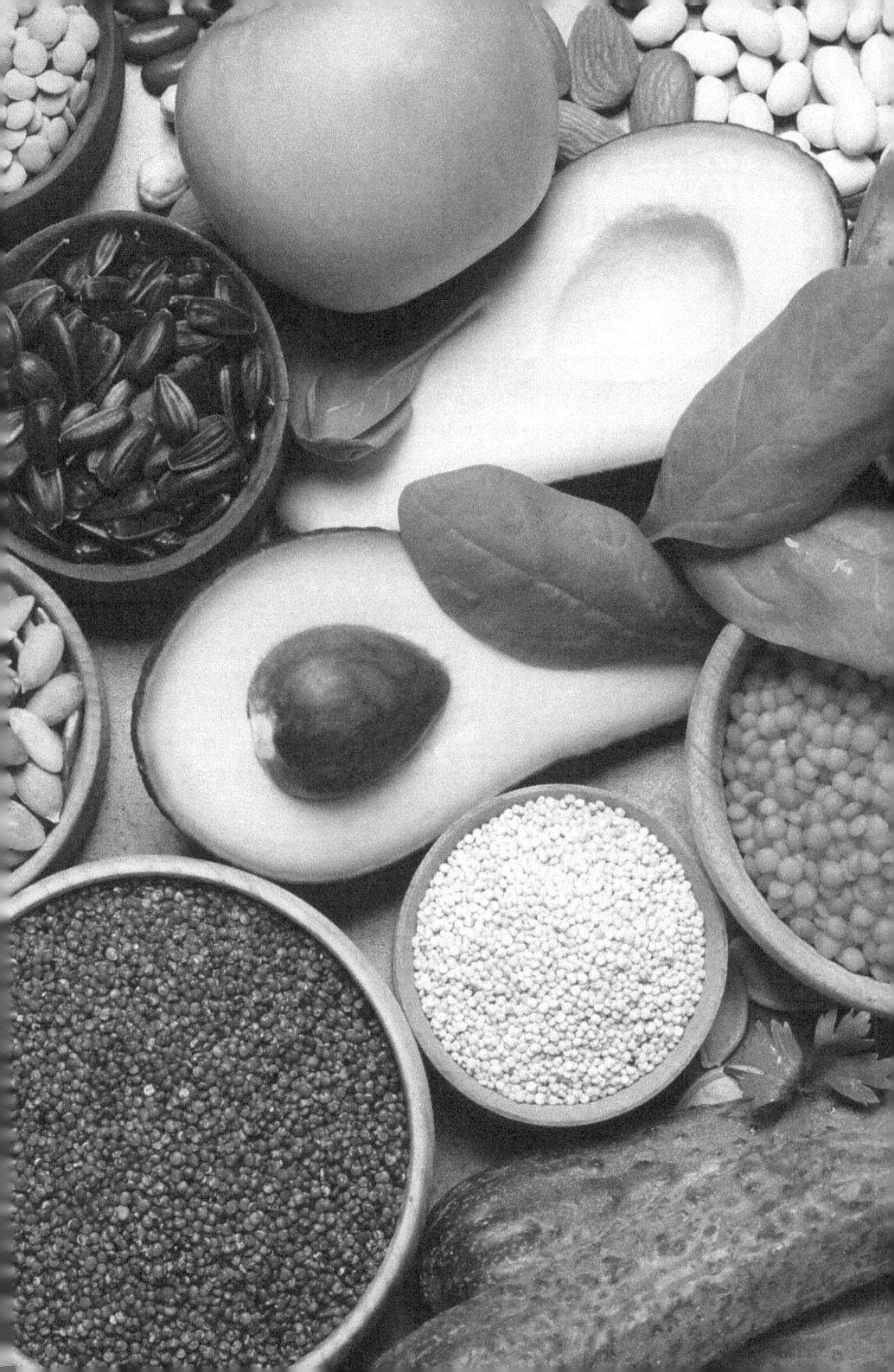

# Como aproveitar ao máximo este livro

Este livro traz alguns recursos que visam enriquecer o seu aprendizado, facilitar a compreensão dos conteúdos e tornar a leitura mais dinâmica. São ferramentas projetadas de acordo com a natureza dos temas que vamos examinar. Veja a seguir como esses recursos se encontram distribuídos no decorrer desta obra.

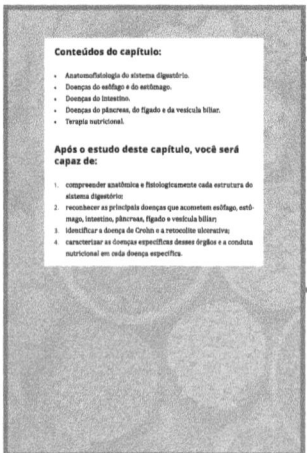

*Conteúdos do capítulo:*

Logo na abertura do capítulo, você fica conhecendo os conteúdos que nele serão abordados.

*Após o estudo deste capítulo, você será capaz de:*

Você também é informado a respeito das competências que irá desenvolver e dos conhecimentos que irá adquirir com o estudo do capítulo.

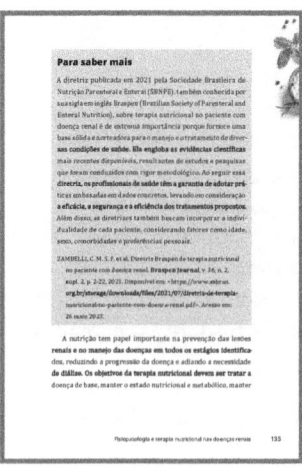

*Para saber mais*

Sugerimos a leitura de diferentes conteúdos digitais e impressos para que você aprofunde sua aprendizagem e siga buscando conhecimento.

*Preste atenção!*

Apresentamos informações complementares a respeito do assunto que está sendo tratado.

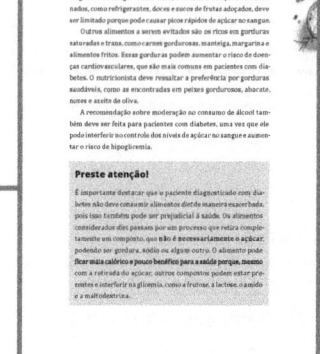

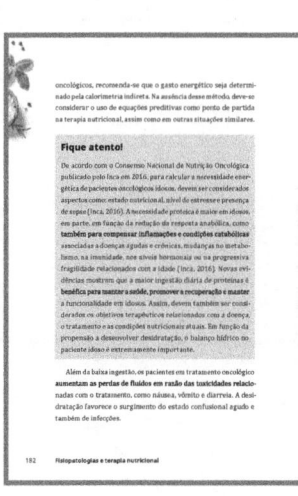

*Fique atento!*

Ao longo de nossa explanação, destacamos informações essenciais para a compreensão dos temas tratados nos capítulos.

*Importante!*

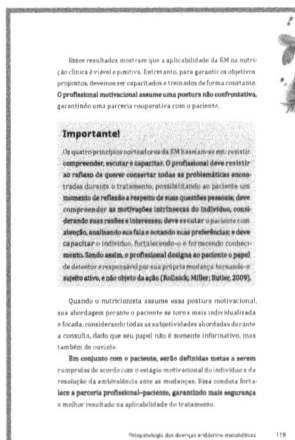

Algumas das informações centrais para a compreensão da obra aparecem nesta seção. Aproveite para refletir sobre os conteúdos apresentados.

*Síntese*

Ao final de cada capítulo, relacionamos as principais informações nele abordadas a fim de que você avalie as conclusões a que chegou, confirmando-as ou redefinindo-as.

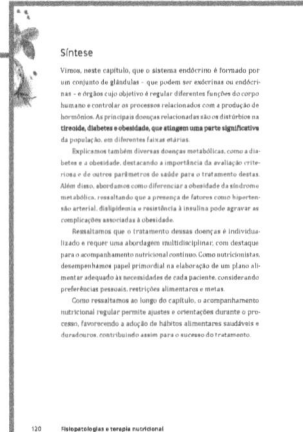

## Questões para revisão

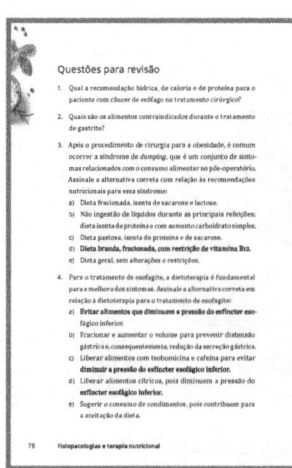

Ao realizar estas atividades, você poderá rever os principais conceitos analisados. Ao final do livro, disponibilizamos as respostas às questões para a verificação de sua aprendizagem.

## Questão para reflexão

Ao propor estas questões, pretendemos estimular sua reflexão crítica sobre temas que ampliam a discussão dos conteúdos tratados no capítulo, contemplando ideias e experiências que podem ser compartilhadas com seus pares.

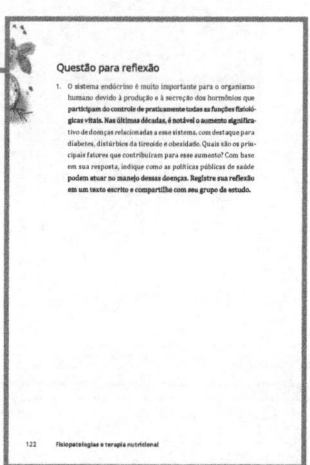

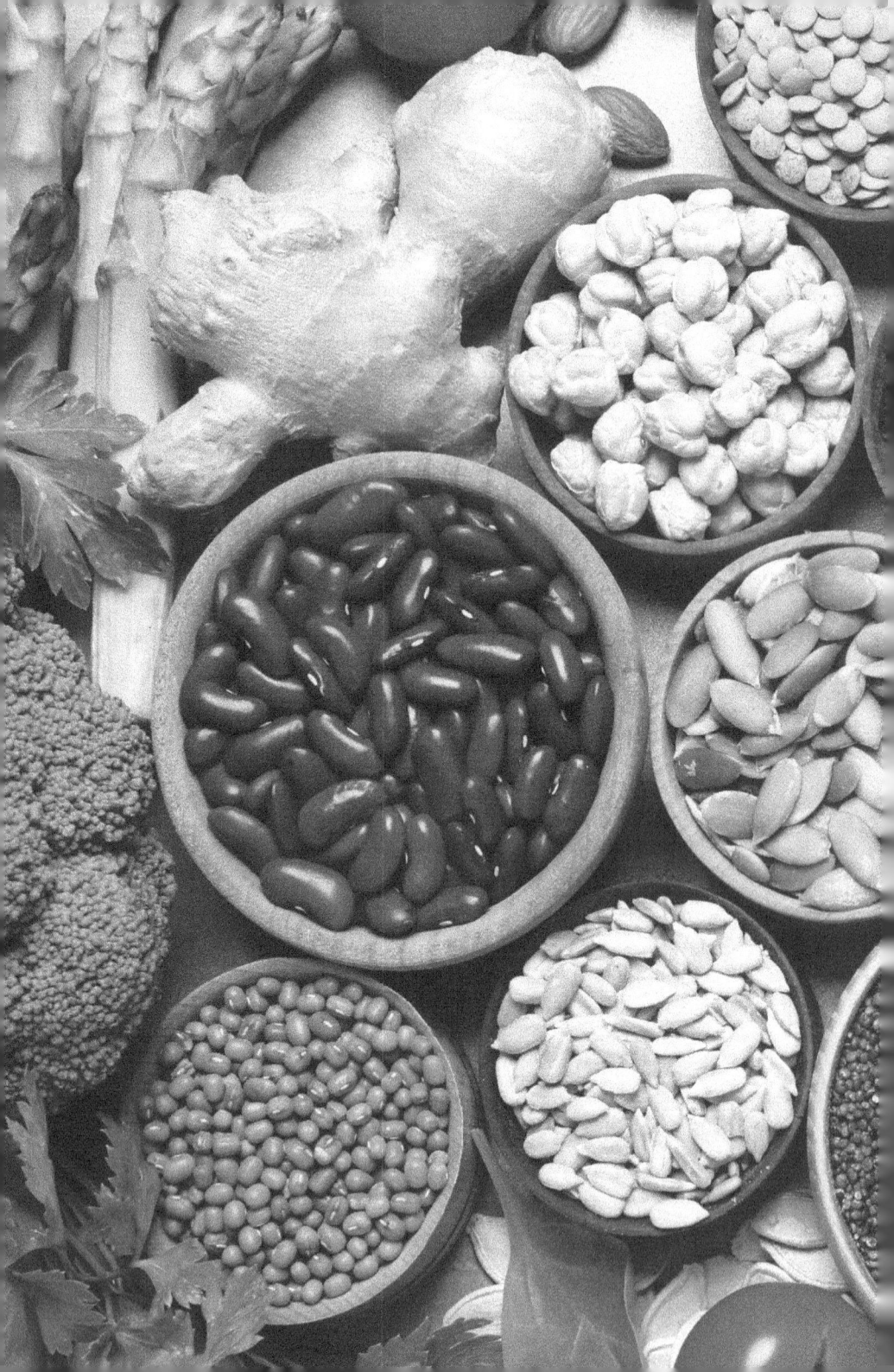

**Capítulo 1**
# Fisiopatologia do sistema digestório

Camila Brandão Polakowski

## Conteúdos do capítulo:

- Anatomofisiologia do sistema digestório.
- Doenças do esôfago e do estômago.
- Doenças do intestino.
- Doenças do pâncreas, do fígado e da vesícula biliar.
- Terapia nutricional.

## Após o estudo deste capítulo, você será capaz de:

1. compreender anatômica e fisiologicamente cada estrutura do sistema digestório;
2. reconhecer as principais doenças que acometem esôfago, estômago, intestino, pâncreas, fígado e vesícula biliar;
3. identificar a doença de Crohn e a retocolite ulcerativa;
4. caracterizar as doenças específicas desses órgãos e a conduta nutricional em cada doença específica.

Ao estudar a ciência da nutrição, o primeiro passo é conhecer as estruturas anatômicas e os processos fisiológicos envolvidos na digestão e na absorção de nutrientes. O trato gastrointestinal (TGI) é essencial para entendermos como o organismo reage com o alimento e de que forma as diferentes doenças aqui abordadas podem alterar essas reações e gerar consequências negativas ao corpo humano. As doenças que acometem o TGI, comumente, apresentam sintomas que comprometem o consumo alimentar e podem ocasionar um quadro de desnutrição grave, seja pela dificuldade de engolir, seja pela aceitação/rejeição dos alimentos, seja pela absorção de nutrientes.

## 1.1 Sistema digestório

O sistema digestório pode ser comparado com um grande tubo. Esse tubo, chamado de *trato gastrointestinal*, é composto por seis compartimentos, assim denominados: 1) bucal, 2) faríngeo-esofágico, 3) gástrico, 4) intestino delgado, 5) intestino grosso proximal e 6) intestino grosso distal. Associados a esses órgãos, também participam do sistema digestório as glândulas salivares, o pâncreas, o fígado e a vesícula biliar.

Todos esses compartimentos relacionam-se entre si para garantir o suprimento necessário de água, eletrólitos e nutrientes para o organismo. É importante considerarmos que esse processo só ocorre pela ação de uma vasta gama de hormônios e pelas inervações extrínsecas e intrínsecas do corpo humano.

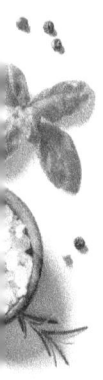

A fisiologia do sistema digestório inicia-se pela boca, após a mastigação e a insalivação do alimento. Nessa etapa, os demais órgãos envolvidos no processo da digestão já recebem os sinais necessários de que o organismo entrará em um estado que denominamos *alimentado*.

Após os processos ocorridos na boca, o alimento segue para o estômago, que é responsável por misturar os alimentos com o suco gástrico. A duração do alimento no estômago depende de diferentes fatores, como composição química, consistência e volume das refeições. Posteriormente, o alimento segue para o intestino, onde a composição química da refeição também afetará diferentes fatores reguladores da função motora desse órgão.

Durante o percurso do alimento no trato digestório, os macronutrientes sofrem a hidrólise, originando moléculas de glicose, frutose e galactose, que são carboidratos; aminoácidos, que são proteínas; glicerol e ácidos graxos de lipídios. Após a quebra dessas substâncias, o organismo iniciará o processo de absorção por meio das vilosidades intestinais. Na sequência, essas substâncias são transportadas pela corrente sanguínea ou pelos vasos linfáticos até atingirem os tecidos e órgãos.

Figura 1.1 – Anatomia do sistema digestório

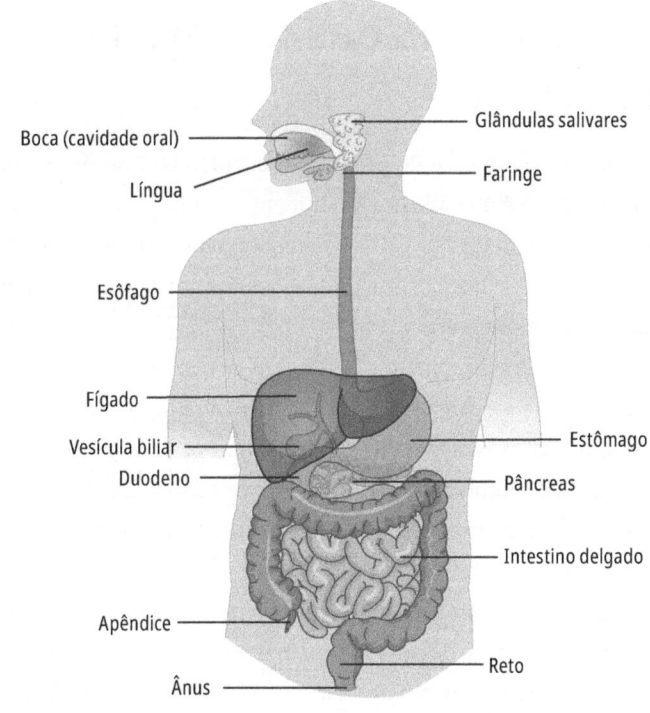

É importante ressaltarmos que o sistema digestório é suscetível a diferentes doenças, que podem ser classificadas em *orgânicas*, *funcionais* ou *reflexas*.

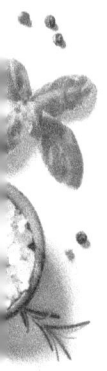

## 1.2 Aspectos fisiopatológicos e nutricionais das doenças do esôfago

O esôfago tem o formato de um tubo musculomembranoso e sua principal função é a condução de alimentos da faringe até o estômago. A passagem do alimento pelo esôfago ocorre por meio de ondas peristálticas que sofrem alterações de acordo com a consistência do alimento ingerido.

Entre os seus componentes, destacam-se o esfíncter esofágico superior (EES) e o esfíncter esofágico inferior (EEI), cuja função é controlar a entrada e a saída de substâncias. Por exemplo, quando contraído, o EES impede a entrada de ar para o esôfago durante o processo de respiração e exerce função contrária no momento da alimentação.

A principal função do EEI, por sua vez, é impedir o retorno de substâncias do estômago para o esôfago, prevenindo, assim, o refluxo gastroesofágico. Para exercer essa atividade, o EEI permanece contraído quando o organismo está em repouso e faz a abertura durante o momento da alimentação, permitindo a passagem dos alimentos.

A posição de decúbito, a obesidade e a gravidez contribuem para a diminuição da pressão do EEI, bem como alimentos fermentáveis, bebidas à base de cola e alcoólicas, cafeína, chocolate, cigarros, colecistocinina (CCK), infusões concentradas, gorduras e tomate.

Algumas doenças do esôfago exercem forte interferência no estado nutricional, podendo provocar quadros graves de desnutrição. As principais doenças desse tipo serão descritas a seguir.

## 1.2.1 Acalasia

As principais doenças que ocorrem no esôfago estão relacionadas com algum distúrbio motor da sua musculatura, como a acalasia, um distúrbio motor da musculatura lisa esofagiana.

O EEI dos indivíduos acometidos por essa doença não relaxa de forma adequada durante o processo da deglutição, provocando diferentes alterações na mobilidade do esôfago e dificultando a alimentação. Em casos mais graves, a acalasia pode levar ao surgimento de neoplasias malignas.

Comumente, os primeiros sintomas identificados dessa doença são: disfagia para alimentos sólidos e/ou líquidos, regurgitação e dor retroesternal. Na literatura, o tratamento nutricional recomendado é a dieta com modificação de consistência (dieta líquida completa).

As características devem ser ajustadas conforme as demandas de cada paciente, porém é comum que esses indivíduos se beneficiem de dietas com aumento no aporte de proteínas.

Durante a prescrição, é importante que o nutricionista verifique possíveis interações entre os fármacos utilizados no tratamento da acalasia com a ingestão de nutrientes, de modo a não prejudicar sua biodisponibilidade.

Por fim, indivíduos acometidos por essa doença apresentam melhor aceitação da dieta quando esta é mais fracionada – podendo chegar a até oito refeições por dia, conforme tolerância do paciente –, feita em pequenos volumes e com restrição de gorduras saturadas.

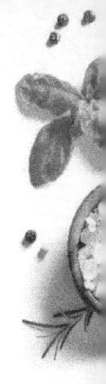

## 1.2.2 Disfagia

A disfagia é a dificuldade de deglutir ocasionada por possíveis alterações estruturais no trato gastrointestinal. Pacientes acometidos por essa doença podem apresentar dificuldades para deglutir alimentos sólidos e/ou líquidos, dependendo do grau da disfagia e da sua classificação (esofágica e orofaríngea).

Em todos os casos, o nutricionista atuará em conjunto com o fonoaudiólogo para verificar qual o comprometimento do paciente e, em consenso, definir qual a consistência ideal da sua dieta.

Há diferentes classificações e níveis da disfagia que irão variar conforme a presença de estases, retenção do bolo alimentar, manifestação de tosse durante as refeições e a necessidade de modificação de consistência na alimentação.

A avaliação clínica estrutural consiste no exame físico da cavidade oral, da faringe e da laringe e na verificação da mobilidade e da tonicidade das estruturas envolvidas na deglutição. Na avaliação funcional, observa-se a ingestão de diferentes consistências alimentares, em pequenas quantidades, como líquidos finos, líquidos espessados, pastosos/purês, pastosos/pedaços moles, sólidos macios e secos. (Najas, 2011, p. 15)

No caso da **disfagia *orofaringeana***, como o próprio nome refere, é a dificuldade para engolir relacionada com alterações no mecanismo neuromuscular no palato, na faringe e no EES.

Em casos específicos, alguns indivíduos podem ser assintomáticos e não demonstrar qualquer sinal que indique essa anormalidade nessas estruturas. Já os pacientes que apresentam sintomas, comumente relatam episódios de tosse durante as refeições e engasgos.

A população mais suscetível a desenvolver esse tipo de disfagia é a de pacientes com doenças do sistema nervoso central (SNC) e

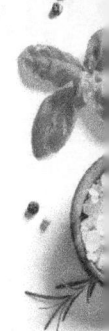

doenças degenerativas; assim, os grupos de risco compreendem indivíduos com doença de Parkinson e esclerose múltipla, por exemplo.

Iara Gumbrevicius, em seu livro *Assistência nutricional nas patologias do sistema digestório e órgãos anexos*, publicado em 2018, afirma que a conduta nutricional para pacientes com disfagia orofaringeana deve ter como objetivo principal a definição da via de alimentação ideal, em conjunto com o fonoaudiólogo. O nutricionista deve adaptar a dieta via oral ao grau de disfagia e traçar metas que visem recuperar ou manter o estado nutricional dos indivíduos acometidos por essa doença.

Em alguns pacientes, no entanto, o uso da via oral é contraindicado pelo fonoaudiólogo. Nesses casos, o recomendável é iniciar a terapia nutricional enteral (TNE) de modo exclusivo até que o indivíduo restabeleça a possibilidade da ingestão de alimentos pela via oral.

Após a definição do grau de disfagia avaliado pelo fonoaudiólogo, o nutricionista deverá adaptar a oferta dos alimentos e a viscosidade dos líquidos da dieta. Essa avaliação, porém, deve ser reaplicada com frequência, de modo a testar a tolerância do indivíduo e possíveis evoluções do quadro.

Nos casos em que é necessário modificar o espessamento de líquidos, é possível usar espessantes na forma de pó. Os espessantes são adicionados aos líquidos – sopas, água, suco e vitaminas, por exemplo – e promovem a alteração de sua consistência, sem precisar aquecer ou passar por outro processo de manipulação.

Como o custo dos espessantes geralmente é alto, o nutricionista pode indicar o uso de farinhas, como amido de milho, e gomas para que o paciente utilize em sua casa. Ao espessar os líquidos, podemos atingir três principais consistências, conforme descrito a seguir:

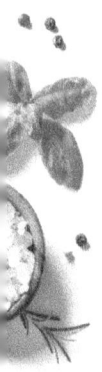

1. **Néctar:** O líquido escorre da colher e forma um fio, como suco de manga ou pêssego, ou iogurte de beber, por exemplo.
2. **Mel:** O líquido escorre da colher e forma um V.
3. **Pudim:** O alimento se solta da colher e cai em bloco, como um creme de abacate, iogurtes cremosos ou um pudim, por exemplo.

A **disfagia esofágica** é diagnosticada em pacientes com alterações na mobilidade do esôfago, criando dificuldades na passagem do alimento durante a deglutição.

Uma das principais características do esôfago é, justamente, atuar como um tubo de passagem para que os alimentos possam atingir o estômago. Para isso, sua musculatura e sua estrutura são destinadas ao peristaltismo, a fim de garantir a propulsão dos itens que ali se encontram.

A disfagia nessa região acarreta, portanto, consequências negativas na alimentação dos pacientes acometidos por ela e grande risco de engasgos. Os principais fatores de risco envolvidos são determinados pelo diagnóstico de doenças associadas, como câncer, divertículos e doenças degenerativas, principalmente aquelas que afetam o sistema muscular.

Considerando que esses indivíduos, provavelmente, terão seu consumo alimentar comprometido pela doença, o nutricionista deverá pontuar como principal objetivo restabelecer ou manter o estado nutricional adequado desses pacientes.

Para isso, em um primeiro momento, o profissional deverá fazer uma avaliação nutricional completa, englobando aspectos físicos, antropométricos, exames bioquímicos e análise de consumo alimentar.

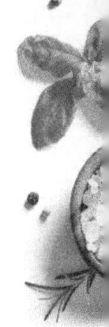

Os principais documentos publicados na área recomendam que a dieta prescrita para esses pacientes deve ser hipercalórica, hiperproteica e normolipídica. Assim como nas demais disfagias, a consistência dos alimentos dependerá do grau da doença e da avaliação prévia de um fonoaudiólogo.

Indivíduos com disfagia esofágica podem se beneficiar de dietas com pequenos volumes, fracionadas e com alimentos de alta densidade energética. Nesse sentido, podemos incluir alimentos como leite em pó, leite, creme de leite e leite condensado. Além de fornecer energia suficiente para as demandas metabólicas desse paciente, esses alimentos tornam factível atingir as metas estabelecidas de proteína por dia.

Nos casos em que o indivíduo apresentar inflamação no órgão, é recomendado evitar alimentos que causem mais irritação da mucosa. Assim, frutas ácidas, condimentos e alimentos picantes devem ser evitados.

## 1.2.3 Esofagite e refluxo gastroesofágico

A esofagite e o refluxo gastroesofágico estão listados na mesma seção porque são doenças inter-relacionadas. Para entendermos como se dá esse processo, é necessário identificarmos as especificidades de cada uma dessas patologias.

A esofagite é uma doença caracterizada pela presença de uma inflamação na mucosa do esôfago que provoca uma redução na pressão do EEI, o que pode ocasionar o retorno dos alimentos e demais substâncias do estômago para o esôfago. Em razão de o esfíncter não conseguir se contrair de forma adequada, o esôfago fica vulnerável a receber o conteúdo que já estava no estômago e, portanto, sua mucosa é atingida por material extremamente ácido.

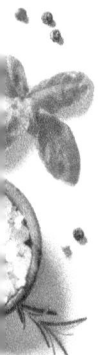

Figura 1.2 – Demonstração do refluxo gastroesofágico

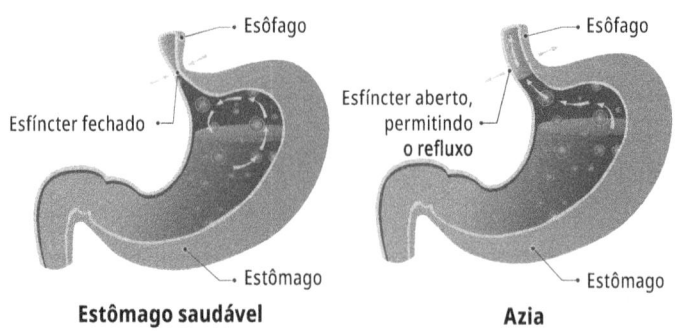

Caso o paciente não identifique a doença e/ou não faça o tratamento médico corretamente, a mucosa do esôfago poderá desenvolver feridas graves e, inclusive, ficar mais suscetível ao desenvolvimento de tumores malignos. Entre os sintomas mais frequentes relatados pelos pacientes estão dores epigástricas, dor retroesternal e pirose.

No Quadro 1.1 estão descritas as principais orientações nutricionais para esses pacientes.

Quadro 1.1 – Terapia nutricional na esofagite e no refluxo gastroesofágico

| | |
|---|---|
| Valor calórico | Deverá ser calculado de acordo com as necessidades individuais do paciente. O cálculo deve ser suficiente para manter o peso ideal e, caso necessário, visar à perda de peso. |
| Proteínas | Prescrever a quantidade recomendada para a idade. |
| Lipídios | Recomenda-se uma dieta hipolipídica, em torno de < 20% do valor calórico total. O paciente deverá evitar alimentos e preparações gordurosas, optando por laticínios desnatados e carnes magras. |
| Consistência da dieta na fase aguda | Líquida ou semilíquida com evolução até a dieta geral (com melhora da disfagia). |

(continua)

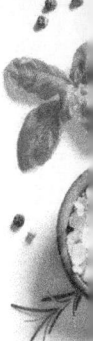

*(Quadro 1.1 – conclusão)*

| | |
|---|---|
| **Líquidos** | Orientar o paciente a não consumir líquidos durante as refeições. Aguardar alguns minutos após as refeições principais para ingerir bebidas. |
| **Alimentos que devem ser evitados** | Todos os alimentos que possam reduzir a pressão do EEI devem ser evitados, são eles: cafeína, bebidas alcoólicas, chocolate, frutas ácidas e purinas. |
| **Orientações gerais** | O paciente deve ser estimulado a consumir alimentos até, no máximo, duas horas antes de dormir, fazer as refeições sempre em posição ereta e não utilizar roupas apertadas durante o consumo dos alimentos. |

Os objetivos da terapia nutricional prescrita para indivíduos que apresentem esofagite e/ou refluxo gastroesofágico devem ser manter ou recuperar o estado nutricional, reduzir a irritação da mucosa do órgão e promover o consumo alimentar adequado, conforme as demandas do paciente.

## 1.2.4 Varizes esofagianas

Varizes são veias dilatadas, portanto, no caso das varizes esofagianas, temos dilatações localizadas abaixo da pele – mais especificamente no plexo submucoso – e encontradas nas partes do terço inferior e médio do esôfago.

Essa condição acarreta inúmeras consequências negativas para os indivíduos portadores, principalmente devido à circulação sanguínea prejudicada no local. Os pacientes comumente referem **dificuldades para respirar, episódios de êmese, distensão abdominal, sangue nas fezes** e, em casos mais graves, **alterações de consciência e coma**.

Nos casos em que o paciente apresenta sangramentos frequentes e profundos, o risco de choque e óbito aumenta consideravelmente, portanto, o tratamento clínico ou cirúrgico deve ser iniciado precocemente.

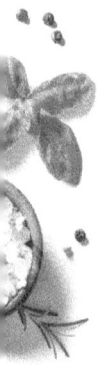

Em relação à terapia nutricional, a via oral deve ser preferida, se disponível, mas, em muitos casos, a nutrição enteral é frequentemente usada para atingir as metas nutricionais. A dieta deve ser totalmente líquida, dividida em várias vezes ao dia e mantida em pequenos volumes.

A dieta deve ser normoproteica ou hiperproteica, dependendo do estado nutricional e da função hepática do paciente, com glicidol normal e sem concentração de dissacarídeos. Já os lipídios, vitaminas e minerais sanguíneos devem ser ajustados de acordo com as necessidades do paciente e dos medicamentos utilizados. Após a avaliação clínica por equipe multidisciplinar, devemos analisar e avaliar a necessidade de suplementação de micronutrientes por meio de medicamentos.

## 1.2.5 Câncer de esôfago

O câncer de esôfago é uma das neoplasias mais frequentes no gênero masculino, mais prevalente do que no gênero feminino. De acordo com dados do Instituto Nacional de Câncer José Alencar Gomes da Silva (Inca, 2022), a estimativa de novos casos é de 8.690 em homens a cada dois anos. Neste capítulo, daremos enfoque nos aspectos fisiopatológicos do câncer de esôfago pela perspectiva de doenças no trato digestório e, no Capítulo 5, abordaremos, com mais detalhes, a oncologia e suas implicações.

Assim como em outros tipos de câncer, a etiologia é variada e engloba aspectos de estilo de vida e genéticos. No caso do câncer de esôfago, a literatura destaca que o consumo de álcool e de tabaco é o principal fator de risco para seu desenvolvimento.

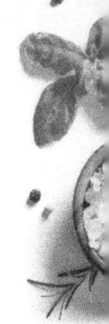

Indivíduos que cultivam o hábito de consumir bebidas muito quentes – como cafés e chás em temperaturas elevadas – não apenas têm déficit nutricional crônico e/ou presença de lesões na mucosa, como também são mais suscetíveis ao desenvolvimento dessa neoplasia.

As recomendações nutricionais para o paciente oncológico adulto cirúrgico e em tratamento clínico estão descritas no Quadro 1.2.

Quadro 1.2 – Terapia nutricional no câncer de esôfago

| Recomendações | Tratamento cirúrgico e clínico |
|---|---|
| Calorias | • Média estimada: 25 a 30 kcal/kg de peso atual/dia.<br>• Paciente desnutrido: 30 a 35 kcal/kg de peso atual/dia.<br>• Paciente crítico: 15 a 25 kcal/kg de peso atual/dia.<br>• Paciente obeso: 20 a 25 kcal/kg peso ideal/dia ou 11 a 14 kcal/kg de peso atual.<br>Atenção: convém especial atenção aos pacientes desnutridos graves e os com caquexia, para evitar a síndrome de alimentação causada pela oferta elevada e rápida de calorias. Para esses pacientes, a oferta inicial varia entre 5-10 a 15-20 kcal/kg, administrados lentamente na primeira semana, com controle diário de fósforo, magnésio, potássio e tiamina e da glicemia. |
| Proteína | • Com estresse moderado e desnutrido: de 1,2 a 1,5 g/kg/dia.<br>• Com estresse elevado: de 1,5 a 2,0 g/kg/dia.<br>• Em fase crítica da doença, pode ser prescrito até 2,5 g/kg/dia.<br>Atenção: considerar patologias associadas que condicionem restrição ou aumento das recomendações diárias de proteína. |
| Hídrica | • 30 a 35 ml/kg ao dia para o adulto; idoso considerar até 40 ml/kg/dia.<br>• Individualizar a quantidade de líquidos. Considerar sinais de desidratação e outras doenças associadas ao câncer que necessitam de restrição hídrica ou aumento das necessidades. |

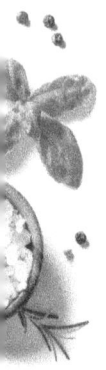

A terapia nutricional para pacientes oncológicos deve considerar a prevenção da desnutrição, restabelecer ou manter o estado nutricional e as demandas metabólicas individualizadas.

Devido à localização do tumor esofágico, esses pacientes podem se beneficiar de mudanças na consistência dos alimentos. O nutricionista deverá considerar qual o estágio da doença, qual tratamento médico será definido e quais medicamentos serão prescritos para esse indivíduo, visando potencializar a biodisponibilidade dos nutrientes e evitar possíveis interações fármaco-nutriente.

Em caso de pacientes paliativos, a conduta nutricional será diferente e as recomendações poderão variar de acordo com sua expectativa de vida e suas preferências alimentares.

## 1.3 Aspectos fisiopatológicos e nutricionais das doenças do estômago e do pâncreas

O estômago é um órgão dividido em três principais partes: 1) fundo (parte superior), 2) corpo (parte média) e 3) antro (começando na incisura angular e terminando no piloro). Ainda sobre a sua anatomia, o órgão tem duas curvaturas e dois esfíncteres, denominados *cárdia* e *piloro*, segmentados em quatro camadas distintas: 1) mucosa, 2) submucosa, 3) muscular e 4) serosa (Gumbrevicius, 2018).

O enchimento gástrico ocorre quando o alimento chega ao estômago e a área começa a se mover com o objetivo de degradar o alimento e, depois, metabolizá-lo após o esvaziamento do estômago.

Figura 1.3 – Anatomia do estômago

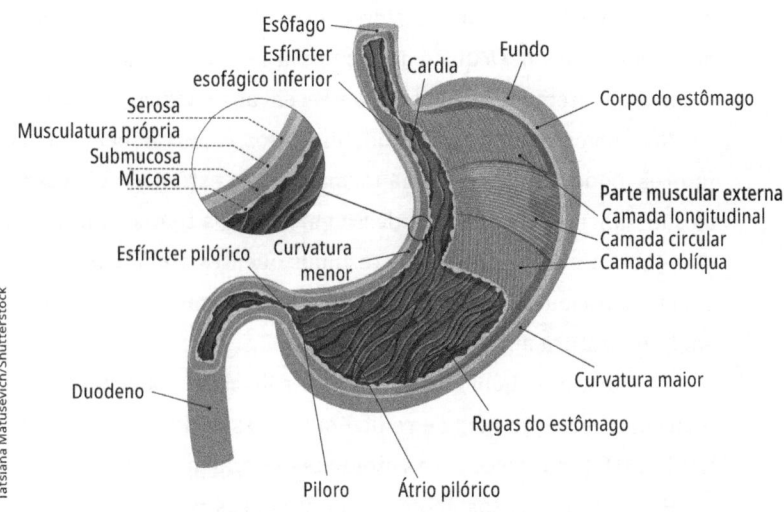

Quando o alimento passa pelo esôfago, chega ao estômago e é misturado com as secreções gástricas, formando um bolo alimentar a que chamamos de *quimo*. O estômago trabalhará de formas diferentes dependendo do estado em que o organismo se encontra – alimentado ou em jejum.

Em situações em que o estômago está cheio, o órgão faz movimentos peristálticos mais fracos, visando misturar todas as secreções com o quimo para, futuramente, transportar essas substâncias para o intestino.

Por sua vez, em casos de jejum prolongado, o estômago faz contrações mais fortes, sinalizando que o organismo está com fome e que o indivíduo deverá se alimentar. Essas contrações podem durar até três minutos, dependendo da intensidade.

Ao estudarmos sobre a digestão dos alimentos, é importante diferenciarmos a forma como o estômago atua com proteínas, lipídios e carboidratos. A digestão sempre iniciará pelas proteínas,

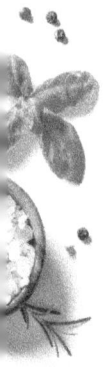

seguida pelas gorduras. Esse processo tem como objetivo misturar os macronutrientes com as secreções gástricas, como pepsina e ácido clorídrico, para que o quimo possa ser enviado ao intestino e, consequentemente, os nutrientes serem absorvidos.

Não somente a composição dos alimentos, como também outros fatores, podem influenciar na forma como o estômago processa as substâncias. Um exemplo dessa variação é a temperatura dos alimentos, uma vez que alimentos mais quentes tendem a se relacionar com a mucosa gástrica de uma forma diferente de alimentos em temperatura ambiente ou gelados.

Não obstante, bebidas alcoólicas e refrigerantes comumente incitam a secreção ácida e reduzem a pressão do EEI, representando um fator de risco para a esofagite e o refluxo gastroesofágico.

Por fim, alimentos ácidos e condimentos picantes também podem causar alguma irritação na mucosa. Portanto, pacientes mais sensíveis devem evitar esses alimentos para que não ocorra o aumento da secreção ácida e, consequentemente, uma perda de potássio significativa.

### 1.3.1 Gastrite e úlcera

A gastrite e a úlcera são doenças que podem estar relacionadas e ter a mesma etiologia.

Conforme sua origem e as características da sua manifestação, a gastrite recebe diferentes classificações, como gastrite atrófica multifocal, gastrite atrófica autoimune e gastrite hemorrágica aguda, consideradas as mais comuns.

Definida como uma inflamação na mucosa do estômago, suas causas mais comuns são uso frequente de medicamentos, consumo

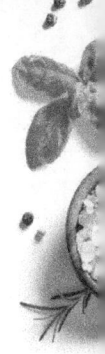

de álcool, tabagismo e níveis elevados de cortisol. Por meio desses agentes provocativos, ocorre uma lesão na mucosa que gera a doença.

Os pacientes podem ser assintomáticos no início, porém, comumente, apresentam náuseas, êmese, anorexia e hemorragia, nos casos mais graves.

Uma das formas mais comuns de gastrite é a provocada pela *Helicobacter pylori*, bactéria que se desenvolve na camada mucosa protetora do revestimento gástrico porque, ali, há menos contato com os sucos ácidos produzidos pelo estômago. A ingestão dessa bactéria pode ocorrer em qualquer indivíduo, sendo mais suscetível em pacientes imunossuprimidos. A presença da bactéria gera um processo inflamatório crônico no estômago que pode ser atenuado pelo uso de antibióticos.

No Quadro 1.3, estão descritas as principais recomendações para os indivíduos acometidos por essa patologia.

Quadro 1.3 – Terapia nutricional na gastrite

| Macronutrientes | Carboidratos: 50 a 60%<br>Proteínas: 10 a 15%<br>Lipídios: 25 a 30% |
|---|---|
| Consistência | Geral ou adaptada, conforme os sintomas e a tolerância do paciente. |
| Fracionamento | Recomendado fracionar a dieta em até cinco refeições/dia, evitando períodos longos de jejum. |
| Alimentos evitáveis | Bebidas alcoólicas, cafeína, frutas ácidas, refrigerantes e condimentos picantes. |

O nutricionista deverá, portanto, visar à proteção da mucosa do estômago com o consumo alimentar adequado para prevenir a desnutrição e recuperar ou manter o estado nutricional do paciente.

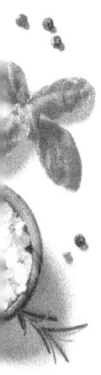

## 1.3.2 Câncer de estômago

Além da gastrite, a infecção por *Helicobacter pylori* também pode representar um risco significativo ao desenvolvimento de neoplasias no estômago. Assim como os diferentes tipos de tumores, a etiologia do câncer de estômago engloba fatores externos e internos, entre os principais estão fatores genéticos, consumo alimentar, obesidade, tabagismo e alcoolismo. Geralmente, o diagnóstico é feito tardiamente.

A seguir, veremos as implicações do câncer de estômago na perspectiva das doenças do trato digestório. Adiante, no Capítulo 5, abordaremos com mais detalhes a oncologia e a terapia nutricional nos diferentes tipos de cânceres.

O câncer de estômago é uma das neoplasias mais frequentes no gênero masculino, mais prevalente do que no gênero feminino. De acordo com dados do Inca (2022), a estimativa de casos novos para o sexo masculino é de 13.340, enquanto para mulheres é de 8.140. O principal tratamento para esses pacientes é a cirurgia, em que é feita a ressecção do local do tumor. Nos casos em que o câncer esteja localizado no terço proximal e médio do órgão, a gastrectomia total é recomendada, portanto, esses pacientes são mais suscetíveis à desnutrição.

Quando os tumores são mais distais, a opção cirúrgica é a gastrectomia subtotal. Os indivíduos que passam por essa cirurgia apresentam menor morbidade e melhor qualidade de vida do que os pacientes submetidos à gastrectomia total.

As complicações da gastrectomia são:

- saciedade precoce;
- anorexia;
- desnutrição;
- deficiência nutricional;

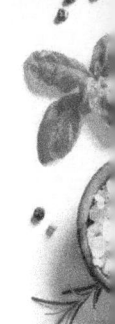

- síndrome de *dumping*;
- má absorção;
- epigastralgia.

Ressaltamos que, quando o procedimento cirúrgico envolve a retirada do antro, haverá uma deficiência importante na secreção da gastrina e, consequentemente, da absorção de vitamina B12. Nesses casos, portanto, os pacientes deverão suplementar essa vitamina por toda a vida.

Após a cirurgia, a realimentação deverá ser feita conforme o histórico do paciente e sua tolerância. Para pacientes submetidos à retirada de parte do estômago ou do estômago inteiro, após a cirurgia são necessários alguns cuidados especiais na alimentação para seu conforto e sua recuperação.

Após a cirurgia gástrica para tratar o câncer de estômago, seguir recomendações nutricionais específicas desempenha um papel fundamental na recuperação adequada e na manutenção da saúde geral do paciente. Essas recomendações devem ser personalizadas, levando em consideração o estágio da doença, as características individuais do paciente e as orientações dos profissionais de saúde envolvidos no cuidado.

Uma das principais recomendações é adotar uma alimentação fracionada, com refeições menores e mais frequentes ao longo do dia, o que facilitará a digestão e a absorção dos nutrientes, considerando as modificações feitas no estômago durante a cirurgia. É importante escolher alimentos de fácil digestão, como frutas, vegetais cozidos, carnes magras e grãos integrais. É fundamental mastigar bem os alimentos para facilitar a digestão e evitar desconfortos.

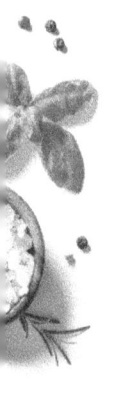

A textura dos alimentos é outro aspecto a ser considerado. Inicialmente, é comum orientar uma dieta líquida ou pastosa para permitir a digestão mais fácil e evitar complicações. Conforme a recuperação avança, é possível introduzir, gradualmente, alimentos com consistência normal, adaptados às necessidades e à tolerância individual do paciente. O nutricionista deve acompanhar a transição, garantindo que o paciente esteja preparado para ingerir alimentos mais sólidos.

Para a recuperação dos tecidos e a cicatrização, é essencial indicar a ingestão adequada de proteínas. O paciente pode precisar de suplementos de proteína, como *shakes* ou barras, para atender às suas necessidades nutricionais. O nutricionista pode calcular a quantidade ideal de proteínas com base nas características individuais do paciente, como idade, peso, altura e nível de atividade física.

Também as vitaminas e os minerais desempenham um papel crucial na recuperação e na manutenção da saúde após a cirurgia gástrica. É importante garantir uma ingestão adequada desses nutrientes por meio de alimentos como frutas, legumes, grãos integrais e proteínas magras. Em alguns casos, pode ser necessário suplementar esses nutrientes, especialmente se houver dificuldade de absorção ou deficiências específicas identificadas por exames laboratoriais.

### 1.3.3 Assistência nutricional nas doenças pancreáticas

O pâncreas é uma glândula com uma gama de funções endócrinas e exócrinas, atuando diretamente no sistema digestório e endócrino. Localizado na parte superior do abdômen, o pâncreas é segmentado em três grandes partes: 1) cabeça, 2) corpo e 3) cauda.

Sua função exócrina é a produção do suco pancreático, o qual auxilia na digestão dos macronutrientes, conforme descrito no Quadro 1.4. Sua função endócrina é a síntese de hormônios feita pelas ilhotas de Langerhans, como a insulina e o glucagon.

Quadro 1.4 – Composição do suco pancreático

| Enzima | Substância digerida |
|---|---|
| Amilase pancreática | Carboidratos |
| Lipase pancreática | Lipídios |
| Quimiotripsina e carboxipolipeptidase | Proteínas |

As principais patologias que acometem o pâncreas são pancreatite aguda, pancreatite aguda grave (PAG), pancreatite crônica e câncer de pâncreas, sobre as quais trataremos a seguir.

A pancreatite aguda é uma das patologias que exige mais cuidado do nutricionista para prevenir a desnutrição e manter e/ou recuperar o estado nutricional adequado do paciente. Como o nome da doença já estabelece, a *pancreatite* é uma inflamação do órgão. Os principais fatores de risco envolvidos são fatores externos, como o alcoolismo, e a presença de outras doenças associadas, como é o caso das patologias biliares.

Não somente o uso frequente de medicamentos, mas também corticoides e diabetes descompensada podem atuar como as causas mais comuns da pancreatite. Os pacientes comumente referem dor abdominal intensa, êmese, náuseas e febre.

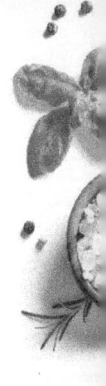

O tratamento nutricional deve ser planejado conforme o histórico do indivíduo e a gravidade da doença. O protocolo mais recomendado orienta que o paciente permaneça em jejum nos primeiros dias de internação – estimado entre dois a cinco dias –, posteriormente evoluindo para uma dieta via líquida e sem resíduos. Caso o paciente não tolere a administração da dieta via oral, recomendamos o início da TNE e da suplementação.

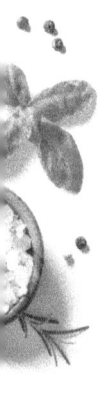

Ressaltamos que, na pancreatite necrótica e hemorrágica, ocorrem os mesmos sintomas da pancreatite aguda leve, com a presença de distúrbios mais graves, como insuficiência de órgãos e síndrome da resposta inflamatória sistêmica. De acordo com Gumbrevicius (2018), esse quadro clínico gera alto índice de mortalidade, podendo chegar a 40%.

Diferente do diagnóstico de pancreatite aguda, os casos de pancreatite aguda grave (PAG) não são passíveis de receber alimentação durante os primeiros dias de internação, e o jejum absoluto por até 48 horas é o mais recomendado. Nessa fase, a equipe observará todos os aspectos clínicos do indivíduo e a sua resposta ao tratamento médico.

Caso o paciente se mostre estável, é possível iniciar a terapia nutricional por via enteral. Ressaltamos, no entanto, que tanto o volume quanto a velocidade da dieta devem ser reduzidos para evitar intercorrências.

Considerando que os lipídios são os principais estimulantes da secreção pancreática, é importante que o nutricionista defina cuidadosamente a oferta desse macronutriente na dieta do paciente com PAG. Estudos da área sinalizam que as fórmulas mais indicadas são as que oferecem triglicerídeos de cadeia média (TCM). Devemos considerar também que a terapia nutricional parenteral (TNP) poderá ser indicada, porém somente na impossibilidade do uso do trato digestivo.

Outra patologia frequente nesse órgão é a pancreatite crônica, frequentemente associada ao alcoolismo, dado que é caracterizada pela inflamação persistente da área, ou seja, há um fator agressor que engatilha essa patologia. Nesse cenário, o pâncreas perde sua função gradativamente, prejudicando os processos endócrinos e exócrinos feitos por essa glândula. Como consequência, o indivíduo poderá desenvolver diabetes, má digestão e má absorção de nutrientes, principalmente das vitaminas lipossolúveis (A, D, E e K).

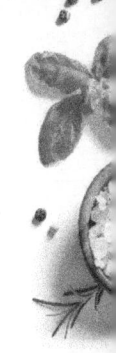

Os pacientes acometidos por essa doença frequentemente relatam sintomas como desconforto abdominal, náuseas, êmese e esteatorreia. Esses indivíduos, portanto, estão sujeitos a maior risco nutricional e a desenvolver um quadro severo de desnutrição.

No Quadro 1.5, descrevemos a conduta nutricional recomendada para essa patologia.

Quadro 1.5 – Conduta nutricional na pancreatite crônica

| | |
|---|---|
| Via de alimentação indicada | A via de alimentação indicada é a via oral, quando o paciente corresponde aos critérios estabelecidos de tolerância. Em determinados casos, podemos utilizar a ingestão de enzimas pancreáticas paralelamente à oferta de suplementação oral e/ou início da terapia nutricional por via enteral. |
| Energia | A energia recomendada é de 30 a 35 kcal/kg de peso corporal/dia, com progressão conforme tolerância. Reforçamos que pacientes com risco de síndrome de realimentação devem receber uma oferta calórica menor de modo preventivo. |
| Carboidratos | A oferta e a proporção de carboidrato deve ser igual à recomendação estipulada para a população sadia. As principais orientações estabelecidas são de uma dieta normoglicídica. Nos casos em que os pacientes apresentem alterações no controle glicêmico, pode ser necessário ajustar. Nessa situação, o paciente deverá seguir as mesmas orientações estabelecidas para indivíduos diabéticos, preferindo carboidratos complexos e priorizando o consumo de fibras. |
| Proteína | Dietas com a oferta de proteína de 1,0 a 1,5 g/kg de peso/dia. |

*(continua)*

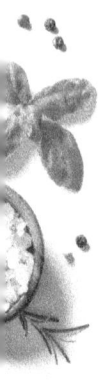

*(Quadro 1.5 – conclusão)*

| Lipídios | A oferta de lipídios não deve ultrapassar 30% do valor energético total, priorizando o consumo de triglicerídeos de cadeia média (TCM), principalmente nos casos de esteatorreia. Pode-se suplementar o TCM ou recomendar o consumo do óleo de coco e de laticínios, por exemplo. |
|---|---|
| Vitaminas e minerais | A oferta de micronutrientes deverá ser avaliada de modo individual, conforme os exames bioquímicos do paciente. Em determinados casos, é a necessário suplementar as vitaminas lipossolúveis e as do grupo B. Desse modo, cabe ao nutricionista verificar a real necessidade dessa suplementação. |

O câncer de pâncreas é um tumor maligno que afeta, principalmente, indivíduos adultos e idosos, a partir dos 60 anos de idade.

Assim como nas demais patologias que acometem o pâncreas, há diversos fatores de risco, mas os principais são alcoolismo e tabagismo. Além disso, indivíduos com diagnóstico prévio de diabetes e/ou de pancreatite são mais propensos ao desenvolvimento dessa neoplasia.

O tratamento médico dependerá de uma série de fatores, como idade, estágio do câncer e comorbidades associadas. Comumente, o tratamento escolhido é o cirúrgico, em que pode haver a ressecção total ou parcial da glândula.

Em relação ao tratamento nutricional, o profissional deverá acompanhar esse indivíduo em todas as etapas do tratamento médico, principalmente nas fases pré e pós-operatório. O objetivo norteador deve ser restabelecer ou manter o estado nutricional desses pacientes, prevenindo o desenvolvimento da desnutrição.

As maiores dificuldades encontradas pelos profissionais são relativas ao manejo das consequências da cirurgia, pois, geralmente, estas complicam o consumo alimentar dos indivíduos.

Uma das alterações mais comuns no trato gastrointestinal de pacientes submetidos a ressecções pancreáticas é o retardo no esvaziamento gástrico. Embora comum durante a fase pós-cirúrgica, esse sintoma merece atenção especial dado sua associação direta com a ingestão alimentar desses indivíduos. Assim, nesses casos, o objetivo principal deve ser suprir as demandas metabólicas do paciente, tanto de macronutrientes quanto de micronutrientes, evitando mais complicações em seu quadro de saúde.

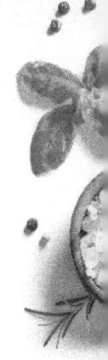

Como esses indivíduos podem relatar também sintomas como anorexia e saciedade precoce, uma estratégia nutricional para esses casos é optarmos por preparações com maior densidade calórica e proteica, em menores volumes e refeições fracionadas.

Por fim, nas situações em que o paciente apresentar esteatorreia, torna-se essencial monitorarmos os exames bioquímicos referentes às vitaminas lipossolúveis.

## 1.4 Aspectos fisiopatológicos e nutricionais das doenças hepáticas e biliares

O fígado é um órgão extremamente complexo, que atua em diferentes processos metabólicos do organismo, sendo considerado a maior víscera do corpo humano. Entre suas funções principais, estão: secreção de bile, regulação do metabolismo dos macronutrientes, armazenamento de substâncias, degradação e excreção de hormônios, excreção de drogas e auxílio à resposta imune.

Vale destacar que o fígado exerce papel fundamental na glicogênese, gliconeogênese e glicogenólise (Schinoni, 2006).

Ao estudarmos os aspectos fisiopatológicos desse órgão, é necessário compreender que diferentes etiologias estão relacionadas, com possíveis lesões e redução de sua capacidade funcional.

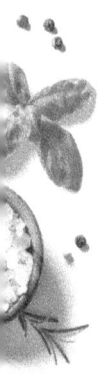

Nesse sentido, os principais agentes agressores são os virais (VHB, VHC e VHD, por exemplo), os relacionados com o estilo de vida dos pacientes (alcoolismo) e, por fim, os provenientes de doenças secundárias, como é o caso de indivíduos com fibrose cística.

## 1.4.1 Doença hepática crônica

Diferente do que se acredita, a doença hepática crônica (DHC) não é definida por uma única patologia. Pelo contrário, ela é caracterizada por ser um grupo de diferentes doenças com sinais e sintomas semelhantes. A insuficiência hepática, as hepatites e a cirrose estão entre as mais frequentes e mais diagnosticadas.

A conduta médica e nutricional dependerá de diferentes aspectos do indivíduo, principalmente no que diz respeito à presença de comorbidades associadas. No caso da conduta nutricional, o profissional deverá fazer a anamnese completa para verificar o diagnóstico de obesidade, diabetes e possíveis alterações no metabolismo de carboidratos. Posteriormente, em conjunto com a equipe multiprofissional, são retirados todos os fármacos que oferecem risco de toxicidade ao órgão e outros possíveis agentes agressores.

A definição da oferta de energia, macronutrientes e micronutrientes também dependerá de diferentes características do paciente. A literatura, porém, mostra que dietas hipocalóricas e hipolipídicas têm mostrado efeitos positivos no prognostico desses indivíduos.

Outros aspectos a que o nutricionista precisa se atentar durante o monitoramento da DHC são o aumento significativo do gasto energético de repouso (GER), a má absorção e a má digestão de micronutrientes que esses pacientes podem apresentar.

Assim, a prevenção da desnutrição deve ser uma das principais metas estabelecidas. Outras recomendações referidas pela Sociedade Brasileira de Nutrição Parenteral e Enteral (SBNPE), em seu documento *Terapia nutricional nas doenças hepáticas crônicas e insuficiência hepática* (SBNPE; CBC; Abran, 2011), incluem melhorar a qualidade de vida por meio da melhora funcional hepática, manter ou recuperar o peso adequado, controlar o catabolismo proteico muscular e visceral, manter o balanço nitrogenado, a síntese de proteínas de fase aguda e a regeneração hepática, sem aumentar o risco de encefalopatia hepática.

## 1.4.2 Esteatose hepática

A esteatose hepática é uma condição clínica caracterizada pelo acúmulo anormal de gordura no fígado e engloba um grupo de doenças com especificidades similares. Em nível celular, essas doenças caracterizam-se como lesões celulares reversíveis nos hepatócitos que culminam com o acúmulo de lipídios no seu interior (Vieira; Rieger; Daltoé, 2020). Com esse acúmulo de triglicerídeos no citoplasma das células funcionais do fígado, o indivíduo poderá manifestar declínio na função hepática, alteração no metabolismo de carboidratos, resistência à insulina e ganho de peso de modo acentuado.

Como conduta nutricional, o primeiro passo do nutricionista é verificar a presença de doenças e comorbidades associadas, como obesidade e diabetes. Nesses casos confirmados, as orientações nutricionais devem considerar essas patologias primariamente. Na sequência, podemos sugerir a perda de peso para pacientes com sobrepeso, de modo gradual.

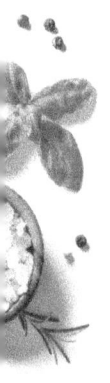

As proporções de macronutrientes podem variar de indivíduo para indivíduo, porém há um consenso de que a distribuição de 65% de carboidratos, 12% de proteínas e 23% de lipídios é benéfica para esses pacientes (Gumbrevicius, 2018).

Vieira, Rieger e Daltoé (2020, p. 5) explicam que:

> O fator mais importante para a redução do percentual de gordura hepática parece, de fato, ser o controle da ingestão energética. Dietas hipercalóricas, independentemente da sua composição, provocam aumento do percentual de gordura hepática. Já nos modelos normocalóricos, há aumento do percentual de gordura hepática nas dietas *high fat/low carb* e redução do percentual de gordura hepática nas dietas *low fat/high carb*.

Quanto aos modelos hipercalóricos, os autores ainda mencionam que há uma significativa redução da gordura hepática, e isso ocorre não obstante o tipo de distribuição de macronutrientes e os modelos que apresentem as dietas seguidas (Vieira; Rieger; Daltoé, 2020).

## 1.4.3 Doença hepática alcoólica

Sabemos que o consumo de álcool pode causar diversos tipos de lesões hepáticas. Entre elas, a esteatose é a forma mais comum da doença hepática alcoólica (DHA) e a mais facilmente reversível (Santos et al., 2016).

Com maior incidência no sexo masculino, a DHA é uma patologia complexa que está relacionada com o volume de álcool ingerido e o tempo de consumo, que provoca inúmeras consequências negativas no estado nutricional de pacientes acometidos.

Os indivíduos dependentes de álcool consomem grande quantidade de calorias vazias, apresentam alterações na absorção de nutrientes e sofrem uma grande perda energética proveniente dos desvios metabólicos ocasionados pelo organismo na tentativa de detoxificação. Além disso, o consumo exacerbado de álcool poderá contribuir para o aumento da produção de substâncias inflamatórias, ocasionar fibrose hepática e, consequentemente, reduzir a função imune.

Ressaltamos que a abstinência do álcool deve ser a primeira meta terapêutica estipulada pela equipe multiprofissional, dado que essa orientação reduz de modo significativo os riscos de complicações e mortalidade nos pacientes acometidos por essa patologia.

## 1.4.4 Doença hepática gordurosa não alcoólica

A doença hepática gordurosa não alcoólica (DHGNA) está diretamente relacionada com a obesidade e é mais grave em pacientes com presença elevada de gordura central, hiperglicemia e dislipidemia.

Essa patologia é caracterizada pelo acúmulo anormal de triglicerídeos no fígado e pelo desenvolvimento de inflamação que pode levar à fibrose, à cirrose e a tumores.

Silva, D. G. et al. (2015, p. 109) assim descrevem os fatores de risco e a incidência da DHGNA:

> Os fatores de risco de seu desenvolvimento são vários, incluindo-se resistência à insulina, diabetes melito tipo 2, etnia (hispânicos e norte-americanos, em comparação com afro-americanos), homozigose para o polimorfismo rs738409 do gene que codifica a PNPLA3 (proteína 3 domínios fosfolipase semelhante a patatina) especialmente entre hispânicos, sexo (critério ainda conflitante, parece ser mais grave em mulheres), filhos de gestantes diabéticas, obesidade na infância, dieta (consumo de carne vermelha, grãos refinados, pastelaria, bebidas açucaradas), síndrome de ovários

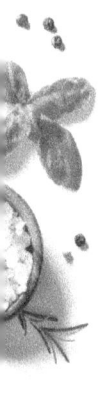

policísticos, síndrome da apneia obstrutiva do sono, variante do gene TM6SF2 (envolvido na secreção de VLDL) em europeus, afro-americanos e hispânicos.

A definição da terapia nutricional deve considerar as características individuais desses pacientes, o estágio da doença, o estado nutricional e o risco de desnutrição.

A oferta energética recomendada é de 20 a 25 kcal/kg por dia, utilizando o peso atual ou ajustado, caso o paciente apresente ascite. A suplementação desses pacientes é sugerida em caso de deficiências nutricionais e/ou presença de disbiose.

Em relação à proporção de macronutrientes, a dieta recomendada é normolipídica, normoglicídica e normoproteica, com exceção dos casos em que há a necessidade de melhorar a retenção nitrogenada. Nesse último cenário, a recomendação é de 1,3 a 1,8 g/kg de peso ideal ou ajustado.

Ressaltamos que, caso o paciente apresente restrição hídrica, o sódio deve ser limitado, "em casos de edemas, por exemplo, o recomendado é de 2,5 g/dia, o que equivale a 6 g de sal" (Gumbrevicius, 2018, p. 36).

## 1.4.5 Encefalopatia hepática

A encefalopatia hepática é uma doença que se manifesta após a perda da função hepática em níveis significativos. Quando o fígado não funciona de modo adequado, o organismo não é capaz de eliminar produtos tóxicos – a amônia, por exemplo. Nesses casos, essas substâncias atingem o SNC, causando confusão e coma, nos casos mais graves. O tratamento médico prioriza a eliminação dessas substâncias tóxicas pelas fezes, portanto, esses pacientes, frequentemente, são submetidos a laxantes.

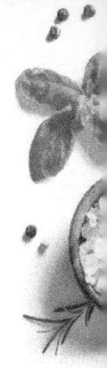

O principal objetivo da terapia nutricional para esses indivíduos deve ser regular a síntese da amônia e restabelecer ou manter o estado nutricional, prevenindo a desnutrição. Para regular a síntese da amônia, o recomendado é evitar proteínas de origem animal. Ressaltamos, entretanto, que as principais evidências científicas recomendam não restringir o aporte proteico em função do comprometimento do estado nutricional e do estado geral do paciente com encefalopatia hepática, desde que sejam priorizados os aminoácidos de cadeia ramificada (AACR) e que os lipídios de escolha sejam os ácidos graxos monoinsaturados e poli-insaturados.

## 1.4.6 Manifestações clínicas das doenças biliares

Muitas patologias podem acometer a vesícula biliar, localizada na cavidade sub-hepática. Entre as principais funções da vesícula, destacamos a concentração, o armazenamento e a excreção da bile. O fígado produz, aproximadamente, um litro de bile por dia – composta por colesterol, água, sal, pigmentos e imunoglobulinas –, que é direcionada até a vesícula por meio dos canais biliares.

A secreção biliar é controlada por hormônios e demais mecanismos neurais que estimulam o fluxo biliar. Um dos principais fatores que influenciam esse fluxo é a alimentação, e o organismo reage de forma diferente para o corpo alimentado e para o corpo em jejum.

Nos casos de jejum, a concentração de ácidos biliares é mínima, porém, após ser alimentado, o organismo começa a contrair a vesícula e, como consequência, libera o seu conteúdo.

As doenças biliares mais comuns são a colelitíase, a colecistite e a colangite, sobre as quais trataremos a seguir.

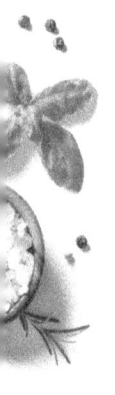

A colelitíase é caracterizada pela presença de cálculos biliares sem a infecção da vesícula. Os pacientes acometidos podem sofrer de complicações sérias, principalmente se os cálculos passam para o ducto biliar. Os sintomas mais graves ocorrerão quando os cálculos se direcionam para a área do colédoco, ocasionando uma obstrução, e em situações em que os cálculos provocam pancreatite aguda.

Figura 1.4 – Representação de cálculos biliares

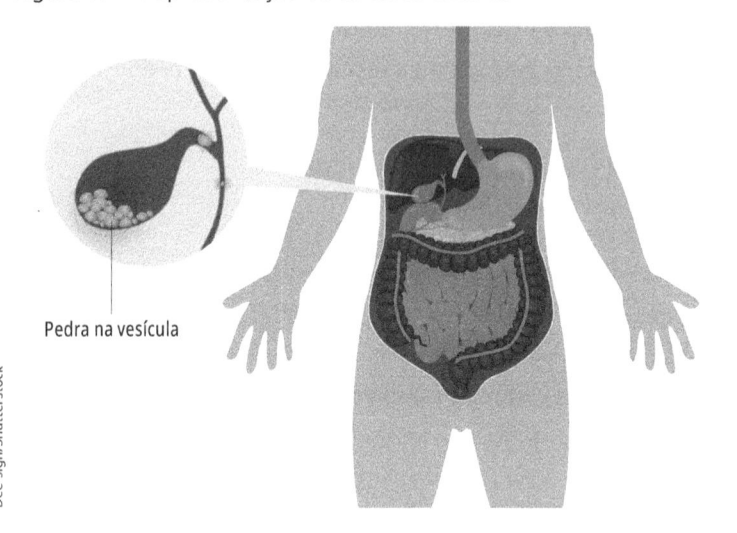

Pedra na vesícula

Dee-sign/Shutterstock

Nesses casos, o paciente, possivelmente, manifestará icterícia – coloração amarelada da pele. A etiologia dessa patologia é multifatorial e até a alteração significativa do peso corporal – de modo intenso e rápido – pode atuar como um fator de risco. Além disso, essa doença mostra maior prevalência em mulheres, principalmente gestantes, em uso de anticoncepcional e/ou acima dos 60 anos.

A colecistite é a inflamação da vesícula biliar provocada pela obstrução supracitada. Essa situação faz com que a bile retorne para a vesícula, provocando fortes dores abdominais, náuseas e êmese nos indivíduos acometidos.

A colangite também é uma inflamação da vesícula por obstrução, porém em razão da interrupção do fluxo biliar para o duodeno. Esse caso é de alta gravidade, principalmente por facilitar a entrada de bactérias intestinais para os ductos biliares. Essa doença, caso não diagnosticada precocemente, pode provocar sepse e até mesmo o óbito dos pacientes.

## 1.4.7 Assistência nutricional nas doenças hepáticas e biliares

A terapia nutricional recomendada para as doenças hepáticas parte do princípio de dieta pobre em gordura e em alimentos gordurosos. É recomendada para pacientes com problemas no funcionamento do fígado ou com excesso de colesterol no sangue e quando o organismo não tolera gordura.

Nessa terapia, certos alimentos são considerados preferíveis e outros devem ser evitados. Os alimentos preferíveis incluem frutas frescas e vegetais, que são ricos em vitaminas, minerais e antioxidantes. Esses nutrientes auxiliam na proteção e na reparação das células hepáticas danificadas. Maçã, uva, brócolis e couve são especialmente benéficos, pois contêm propriedades antioxidantes e anti-inflamatórias.

Além desses itens, os grãos integrais, como arroz integral, pão integral e aveia, são ótimas opções de carboidratos, pois fornecem fibras e nutrientes importantes sem sobrecarregar o fígado. As proteínas magras, como peixes, aves, tofu e legumes, também são recomendadas para auxiliar na regeneração e na reparação do fígado, sem sobrecarregá-lo com excesso de gordura.

Outro ponto de extrema importância é o consumo de gorduras saudáveis, como abacate, nozes e azeite de oliva. Esses alimentos ajudam a reduzir a inflamação e promovem a saúde do fígado.

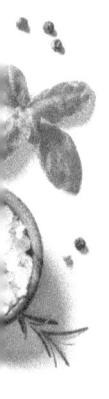

Devem ser evitados os alimentos ricos em gordura saturada, como carne vermelha gordurosa, frituras, alimentos processados e laticínios integrais, pois podem sobrecarregar o fígado e levar à inflamação.

Por fim, é importante limitar a ingestão de sal e de alimentos ricos em sódio, como alimentos enlatados, embutidos e *fast food*. O excesso de sódio pode levar à retenção de líquidos e aumentar a pressão sobre o fígado.

São caracterizadas como doenças biliares todas as patologias que afetam o órgão diretamente ou seus ductos de conexão. Nesses casos, a terapia nutricional irá depender da etiologia da doença e da sua gravidade. As evidências científicas mais atuais referem que o consumo alimentar dos indivíduos interfere diretamente no desenvolvimento da doença e em seu prognóstico.

Dietas equilibradas, que englobem o consumo de frutas, hortaliças e fibras, mostraram-se como um fator de diminuição do risco de afecções biliares, enquanto dietas com consumo exagerado de açúcar, sal e gordura foram classificadas como potenciais fatores de risco para essas doenças. Além disso, o consumo de carnes vermelhas também tem sido apontado como um fator de risco significativo.

A proporção de macronutrientes estabelecida dependerá do diagnóstico-base. Nos casos em que for comprovada a presença de lama biliar, a dieta recomendada deve ser hipogordurosa e hipossódica. Lama biliar é o conteúdo biliar acumulado e mantido no interior da vesícula biliar quando a vesícula biliar não é esvaziada por completo no intestino, deixando-o espesso. Esse conteúdo pode ser um fator de risco para litíase biliar.

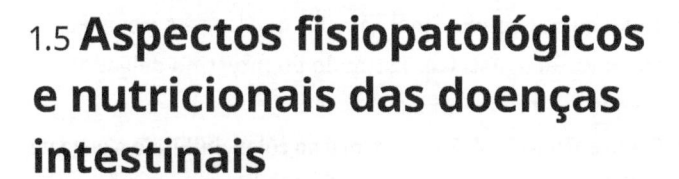

## 1.5 Aspectos fisiopatológicos e nutricionais das doenças intestinais

As doenças intestinais geram consequências significativas para o estado nutricional dos pacientes, principalmente em razão da importância desse órgão na absorção de nutrientes.

Considerando sua anatomia, o intestino é segmentado nas seguintes proporções: intestino delgado (composto por duodeno, jejuno e íleo), intestino grosso, reto e canal anal. Como explica Gumbrevicius (2018, p. 37):

> É no intestino delgado que se conclui a digestão dos alimentos e ocorre a absorção seletiva dos produtos finais da digestão para que estes sejam direcionados aos vasos sanguíneos e linfáticos.
> No intestino grosso, ocorre absorção de água e eletrólitos; formação do bolo fecal; produção de muco – com a finalidade de lubrificação da mucosa; eliminação do conteúdo fecal, além de ser a região que atua como abrigo da microbiota intestinal.

O controle hormonal intestinal é feito pela ação dos hormônios e peptídeos, como colecistocinina, secretina, peptídeo inibidor gástrico, gastrina, motilina, peptídeo insulinotrópico, peptídeo YY, substância P e somatostatina.

No sistema entérico, o controle da secreção gastrintestinal, o peristaltismo, as contrações de mistura e os efeitos inibitórios locais são feitos por meio dos reflexos próprios de cada região anatômica. São eles:

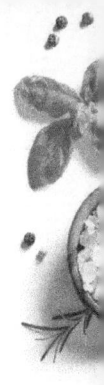

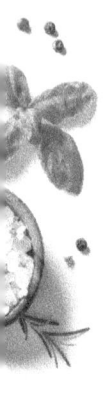

- **Reflexo gastrocólico:** Sinal gástrico que leva à evacuação.
- **Reflexo enterogástrico:** Estímulo do intestino delgado e do cólon que reduz a motilidade.
- **Reflexo colonoileal:** Sua origem é no cólon, inibindo o esvaziamento do conteúdo ileal para o interior do cólon.

Os locais de absorção dos nutrientes são duodeno, jejuno, íleo, ceco e cólon transverso, sendo que, em geral, a maior parte ocorre na porção proximal do intestino delgado.

A absorção de carboidratos, proteínas e ácidos graxos inicia-se no duodeno e no jejuno e finaliza na parte inicial do jejuno. Os ácidos graxos apresentam maior absorção no íleo. As vitaminas lipossolúveis, ferro e cálcio são absorvidos na porção proximal do intestino delgado. A maioria dos carboidratos, dos lipídios e das proteínas são absorvidas até 30 minutos após a chegada do quimo no intestino delgado. Os nutrientes podem ser absorvidos nos enterócitos por difusão, difusão facilitada, transporte ativo, pinocitose ou endocitose, além do uso da via paracelular. O mecanismo de absorção depende da solubilidade do nutriente, da concentração ou gradiente elétrico e do tamanho da molécula.

No Quadro 1.6 estão descritos os locais de absorção e quais nutrientes são absorvidos neles, respectivamente.

Quadro 1.6 – Absorção de nutrientes

| Localização de absorção | Nutriente absorvido |
|---|---|
| Duodeno | Água, proteínas (oligopeptídeos), carboidrato (lactose), lipídios, sódio, cálcio, ferro, potássio, magnésio, cloro, vitaminas A, D, E, K, C, B1 e B6. |
| Jejuno | Água, proteínas (aminoácidos), carboidrato (glicose) lipídios, ferro, cálcio, fósforo, sódio, potássio, magnésio, vitaminas A, D, E, K, C, B1, B2, B5 e B6. |

*(continua)*

*(Quadro 1.6 - conclusão)*

| Íleo | Água, proteínas (aminoácidos + oligopeptídeos), carboidrato (sacarose), lipídios, ferro, cálcio, fósforo, sódio, potássio, magnésio, ácido fólico, vitaminas B1, B2, B5, B6 e B12. |
|---|---|
| Cólon | Água e sódio. |

Fonte: Elaborado com base em Waitzeberg, 2006.

É importante ressaltar que as fibras não são digeríveis, por isso auxiliam no aumento da saciedade, no controle glicêmico, na redução de patologias intestinais e na redução do colesterol LDL na corrente sanguínea.

As fibras são classificadas de acordo com a sua solubilidade: as solúveis e as insolúveis. No Quadro 1.7, citamos exemplos de alimentos que são fonte desses dois grupos.

Quadro 1.7 - Fontes de fibras solúveis e insolúveis

| Fibras solúveis | Fibras insolúveis |
|---|---|
| Frutas (maçã e laranja) | Verduras |
| Leguminosas | Farelo de trigo |
| Aveia | Cereais |
| Cevada | Linhaça |

A ação das fibras no organismo pode ser comparada à ação de uma vassoura, que "varre" os resíduos alimentares e o excesso de gordura pelo intestino, o que faz com que o nível de colesterol abaixe.

## 1.5.1 Equilíbrio do microbioma intestinal: prebióticos, probióticos e simbióticos

A ingestão de prebióticos, probióticos e simbióticos ganhou grande destaque na literatura, principalmente após o aumento de estudos sobre a saúde intestinal. Para que o nutricionista faça a prescrição correta, é importante conhecer as suas diferenças e recomendações.

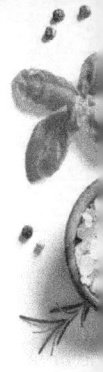

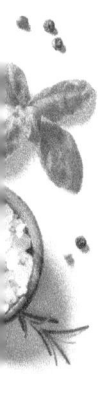

Os **prebióticos** são substâncias alimentares que, quando ingeridas, não são digeridas e absorvidas no intestino delgado e, ao atingirem o cólon, estimulam seletivamente uma bactéria ou grupo de bactérias da microbiota, proporcionando efeito benéfico à saúde do hospedeiro. O poder prebiótico de um nutriente está relacionado à sua capacidade de resistir à quebra (hidrólise) das enzimas do sistema digestório.

Os prebióticos estão comumente presentes nas frutas e nos vegetais, como banana, trigo, cevada, centeio, aspargo, alcachofra, cebola, tomate, chicória. Na Europa, o consumo diário atinge 11 g/dia, nos Estados Unidos, esse consumo não chega a ultrapassar 4 g/dia e, no Brasil, não há dados referente ao consumo e à quantidade média ingerida diariamente.

Prebióticos como inulina (presente em alimentos como *yacon*, chicória, alcachofra, alho, aspargos etc.) e fruto-oligossacarídeos – FOS (presentes em alimentos como farinha de banana verde, centeio, açúcar mascavo, mel, tomate etc.) atuam como fatores bifidogênicos e colaboram com os mecanismos de ação dos probióticos. Fatores bifidogênicos são aqueles que estimulam o aumento intestinal das bifidobactérias, que extinguem a atividade de outras bactérias conhecidas como *putrefativas*, como a *Escherichia coli*, *Streptococos faecales*, *Proteus* e outros (Gumbrevicius, 2018).

Os **probióticos** são classificados como microrganismos vivos que auxiliam na saúde intestinal e tornam o equilíbrio microbiano factível. Os probióticos principais são *Lactobacillus acidophilus*, *Lactobacillus casei*, *Lactobacillus plantarum*, *Lactobacillus reuteri*, *Lactobacillus rhamnosus*, *Lactobacillus paracasei*, *Bifidobacterium bifidum*, *Bifidobacterium breve*, *Bifidobacterium infantis*, *Bifidobacterium lactis*, *Bifidobacterium longum*, *Bifidobacterium adolescentis*,

*Saccharomyces bourlardii, Propionibacterium freudenreichii.* São considerados também *Escherichia, Enterococcus* e *Bacillus* e o fungo *Saccaromyces boulardii* (Miranda et al., 2021).

No Brasil, a Resolução da Diretoria Colegiada (RDC) n. 241, de 26 de julho de 2018, da Agência Nacional de Vigilância Sanitária (Anvisa), é a legislação que dispõe sobre os requisitos para comprovação da segurança e dos benefícios à saúde dos probióticos para uso em alimentos, em que descreve desde definições, linhagens, cepas, até identidade dos probióticos e benefícios (Brasil, 2018).

No Quadro 1.8, descrevemos as principais cepas e a indicação de aplicação em cada caso.

Quadro 1.8 – Indicação de aplicação de probióticos

| Cepa bacteriana | Aplicação |
|---|---|
| *Lactobacillus casei* | Inibição de bactérias nocivas; tratamento de diarreia, alergia, imunomodulação, doença inflamatória intestinal; redução do colesterol e da glicemia. Há estudos também mostrando efeito anti-hipertensivo e antiobesidade, como adjuvante para erradicação do *H. pylori* e a prevenção de infecções comuns em atletas. |
| *Lactobacillus acidophilus* | Tratamento e prevenção de diarreia associada ao antibiótico; tratamento da síndrome de intestino irritável; redução do colesterol, triglicerídeo e aumento do HDL. |
| *Lactobacillus plantarum* | Redução de colesterol, glicose e peso. |
| *Lactobacillus rhamnosus* | Tratamento de diarreia causada por *Clostridium* e por antibióticos; terapia adjuvante para erradicação do *H. pylori*; redução dos sintomas de ansiedade e depressão; aumento da sensibilidade à insulina; redução de peso corporal. |
| *Bifidobacterium lactis* | Aumento da resposta imune. |
| *Bifidobacterium bifidum* | Redução da frequência de episódios de diarreia. |
| *Bifidobacterium infantis* | Alívio de alguns sintomas da síndrome de intestino irritável. |

*(continua)*

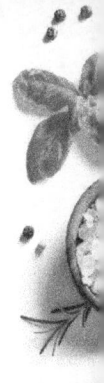

*(Quadro 1.8 – conclusão)*

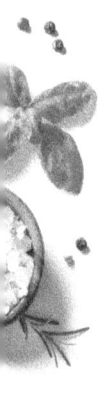

| Cepa bacteriana | Aplicação |
|---|---|
| *Bifidobacterium animalis* | Alívio da constipação intestinal; aumento da sensibilidade à insulina. |
| *Bifidobacterium longum* | Redução dos sintomas de ansiedade. |
| *Lactobacillus gasseri* | Perda de peso. |
| *Lactobacillus reuteri* | Prevenção da perda óssea; redução de cólicas do recém-nascido; terapia adjuvante para erradicação do *H. pylori*; redução da glicose. |
| *Lactobacillus paracasei* | Tratamento de diarreia aguda e rinite alérgica. |
| *Lactobacillus helveticus* | Redução dos sintomas de ansiedade. |
| *Saccharomyces boulardi* | Tratamento de diarreia causada por *Clostridium* e por antibióticos; terapia adjuvante para erradicação do *H. pylori*. |
| *Streptococcus thermophilus* | Redução da frequência de episódios de diarreia e dos sinais associados à má digestão da lactose; alívio de alguns sintomas da síndrome de intestino irritável. |
| *Enterococcus faecium* | Tratamento de diarreia aguda e causada por antibiótico. |

Por fim, os **simbióticos** são categorizados pela combinação dos prebióticos e dos probióticos, administrados em doses adequadas e que conferem benefícios à saúde dos indivíduos. Entre as funções dos simbióticos, destaca-se o aumento da resistência das cepas contra patógenos (Flesch; Poziomyck; Damin, 2014).

A diverticulose, por exemplo, assim como o consumo excessivo de alimentos processados, a excessiva exposição a toxinas ambientais e o estresse podem levar ao surgimento da disbiose – distúrbio caracterizado por uma disfunção colônica devido à alteração da microbiota intestinal, em que ocorre predomínio das bactérias patogênicas sobre as bactérias benéficas (Santos, 2010).

Portanto, por serem utilizados como forma de reequilibrar a microbiota intestinal, probióticos, prebióticos e simbióticos podem ser utilizados como forma de prevenção e/ou tratamento no pós-surto de diverticulite não complicada (Damião et al., 2010).

## 1.5.2 Carboidratos de cadeia curta: fodmaps

O acrônimo *fodmap* refere-se aos hidratos de carbono pobremente digeridos e absorvidos pelo trato digestivo humano. Os fodmaps, quando mal absorvidos, são substâncias altamente osmóticas que podem causar influxo de água no cólon e resultar em diarreia ou, por meio de bactérias colônicas, levar a uma excessiva produção de gases, distendendo o lúmen intestinal.

Em indivíduos com hipersensibilidade visceral, a distensão intestinal desencadeada pelos gases ou pelos fluidos pode exacerbar ou induzir sintomas abdominais. A redução no consumo de fodmap (dieta pobre em fodmap) melhora essa intolerância, porém, por ser reduzida em fibras, pode piorar a constipação intestinal.

A letra F do acrônimo indica carboidratos fermentáveis de modo geral. A letra O se refere aos oligossacarídeos (frutanos e galactanos). São exemplos desses alimentos: cebola, alho, alcachofra, couve, beterraba, banana verde, pêssego, caqui, trigo, centeio, cevada, inulina e fruto-oligossacarídeos (FOS). Alguns indivíduos não têm hidrolases para ligações frutose-frutose e, nesse caso, não há transporte de frutanos pelo epitélio intestinal, mantendo-os no cólon para serem fermentados pelas bactérias colônicas, o que causa os sintomas intestinais. Exemplos de galactanos são a rafinose e a estaquiose, encontradas no feijão, na lentilha, no grão-de-bico, nas ervilhas. Nos galacto-oligossacarídeos (GOS), da mesma forma que para os frutanos, há ausência de hidrolases para digerir os galactanos, mantendo-os no cólon e sofrendo fermentação bacteriana, bem como produzindo efeitos intestinais.

A letra D do acrônimo se refere ao dissacarídeo lactose, encontrado em leites, iogurtes, queijos, cremes, sorvete e sobremesas à base de leite. Alguns indivíduos não têm a enzima lactase que quebra as ligações glicose-galactose. A lactose não digerida é fermentada no cólon e desencadeia os sintomas gastrointestinais.

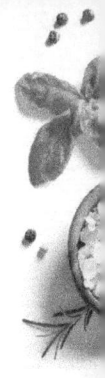

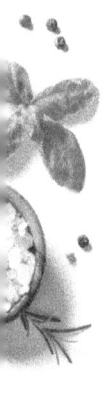

A letra M do acrônimo se refere ao monossacarídeo frutose, encontrada no suco de frutas, no mel e no xarope de milho. A frutose é absorvida por meio do epitélio do intestino delgado por dois mecanismos. Quando livre, é absorvida lentamente por difusão facilitada com o auxílio de um transportador facultativo, o Glut-5, presente na membrana basolateral do jejuno. Porém, quando presente com glicose, a frutose é absorvida de forma mais eficiente, por meio do receptor Glut-2, na membrana apical do enterócito. Assim, a má absorção de frutose se manifesta quando a frutose se encontra livre no lúmen de indivíduos que apresentam dificuldade na absorção, causando efeito osmótico e sintomas gastrointestinais.

A letra A se refere à palavra *and* (e) no inglês, enquanto a letra P se refere aos polióis, como isomalte, xilitol, lactiol, sorbitol, manitol e maltitol. Os polióis são relativamente subexplorados como fodmap, mas são amplamente encontrados em alimentos.

O sorbitol é encontrado em alimentos ricos em frutose livre, como maçã, pera e pêssego, e o manitol é encontrado em cogumelos e na couve-flor. Ambos são usados como edulcorantes artificiais, principalmente em goma de mascar sem açúcar. O sorbitol também é comercializado como um laxante.

Os polióis são absorvidos por difusão passiva que ocorre pelos poros no epitélio e, portanto, dependem do tamanho molecular. O eritritol, um poliol de quatro carbonos, é bem absorvido no jejuno, ao contrário do manitol, um poliol de seis carbonos. Há variação do tamanho dos poros ao longo do intestino delgado, com poros maiores localizados proximamente, fazendo com que o eritritol seja menos absorvido no íleo.

O tamanho dos poros é afetado por doenças na mucosa intestinal, como a doença celíaca. Caso não sejam absorvidos, os polióis causam efeito osmótico e sintomas gastrointestinais.

## 1.5.3 Assistência nutricional nas principais doenças intestinais

As doenças inflamatórias intestinais (DII) são doenças crônicas provocadas por fatores ambientais e genéticos. Para o correto manejo da equipe multidisciplinar, algumas informações são primordiais para a definição do tratamento, como a gravidade da doença, a duração dos sintomas e a localização exata da inflamação.

As principais afecções intestinais, sobre as quais trataremos a seguir, são: doença de Crohn, retocolite ulcerativa, diverticulite, síndrome do intestino curto e má absorção, intolerância à lactose, doença celíaca e câncer de intestino.

### Doença de Crohn

A doença de Crohn é um processo inflamatório crônico que acomete o TGI e pode se manifestar com intensidade variável (Habr-Gama et al., 2011). Os fatores de risco para o desenvolvimento dessa doença englobam características genéticas, meio ambiente e fatores imunológicos. Comumente, o diagnóstico ocorre entre os 15 e os 30 anos, após avaliação do quadro clínico do paciente, exames bioquímicos e biópsia.

Protásio et al. (2018, p. 2-3) descrevem que:

> As manifestações clínicas da doença de Crohn incluem dor abdominal, diarreia, hematoquezia, inapetência, perda de peso, febre e lesão perianal, além de manifestações extraintestinais. Cerca de metade dos pacientes tem baixa estatura e atraso puberal, que podem preceder os sintomas intestinais.

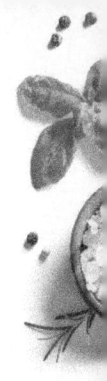

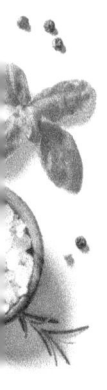

O principal objetivo da terapia nutricional para a doença de Crohn deve ser restabelecer ou manter o estado nutricional dos pacientes, prevenindo a desnutrição, uma vez que pacientes acometidos por essa patologia sofrem alto risco de má absorção.

No Quadro 1.9, descrevemos as principais recomendações da terapia nutricional para a doença de Crohn.

Quadro 1.9 – Terapia nutricional na doença de Crohn

| Energia | A oferta deve ser de 25 a 30 kcal/kg ao dia. |
|---|---|
| Suplementação | Dependerá da necessidade de cada paciente, porém uma parcela significativa de indivíduos acometidos pela doença de Crohn apresenta carência de cálcio e vitamina D. |
| Via de alimentação | A via oral deve ser a primeira a ser estimulada, porém, quando não for possível, recomenda-se iniciar a terapia nutricional enteral (TNE). Na literatura, não são observadas vantagens no uso de sonda parenteral, somente em casos em que esta é a única opção de via de alimentação. |
| Dietas com resultados positivos na literatura | Dieta pobre em fodmaps; dieta semivegetariana; inclusão de probióticos, prebióticos ou simbióticos. |

Assim, o propósito da terapia nutricional deve ser corrigir a deficiência de nutrientes e a desnutrição, a fim de reverter as complicações metabólicas e as patologias.

## Retocolite ulcerativa

A retocolite ulcerativa (RCU) é uma inflamação com ulcerações que acomete o cólon e o reto, de origem multifatorial, podendo se desenvolver após a manifestação de fatores de risco infecciosos e isquêmicos. Os indivíduos acometidos por essa patologia podem apresentar alterações no padrão das evacuações, geralmente com diarreia, fraqueza extrema, anorexia e desnutrição.

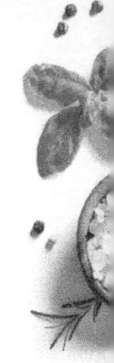

Como vemos, as deficiências nutricionais nas DIIs são muito comuns, pois, em função das recidivas recorrentes, os pacientes perdem partes importantes das funções intestinais.

A terapia nutricional nessa patologia tem como objetivo restabelecer ou manter o estado nutricional dos pacientes, prevenindo a desnutrição. A proporção de macronutrientes e micronutrientes deverá ser calculada conforme as demandas individuais e a gravidade da doença. Nos casos agudos, durante o momento da hospitalização, é recomendado manter o paciente de jejum até sua estabilização.

## Diverticulite

Os divertículos colônicos são herniações não complicadas da mucosa e da submucosa na parede do cólon, acompanhados de espessamento da camada muscular circular e depósitos de colágeno e elastina nas camadas da parede intestinal (Damião et al., 2010; Goldman; Schafer, 2014).

Quando existem numerosos divertículos no intestino grosso, mas não há sintomas, a condição é denominada *diverticulose*. Se houver sintomas, como dor abdominal, a denominação é *doença diverticular dos cólons* (DDC). Quando ocorre a inflamação ou a infecção dos divertículos, a condição é denominada *diverticulite*.

A presença de divertículos determina a DDC, ou seja, a diverticulite é a inflamação dos divertículos, acontece quando bactérias ou resíduos alimentares se concentram nessas regiões. Esse termo engloba todo o espectro da diverticulose e suas complicações, como diverticulose não complicada, doença diverticular complicada ou diverticulite, diverticulite complicada e hemorragia diverticular (Lopes, 2007).

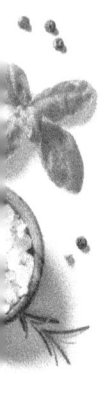

A diverticulite é a inflamação e a infecção dos divertículos colônicos, ocorrendo pelo aumento da pressão intraluminal (Cheuczuk et al., 2016), quadro que pode evoluir para a formação de abscesso, fístula, perfuração aguda, hemorragia aguda, estenose e sepse, denominado, então, *diverticulite complicada*.

O acúmulo de resíduos no saco diverticular favorece a obstrução colônica e ocasiona supercrescimento bacteriano, isquemia tecidual local, inflamação e microperfurações (Goldman; Schafer, 2014; Cheuczuk et al., 2016).

Os mecanismos patológicos subjacentes que causam a formação de divertículos colônicos permanecem obscuros, mas, provavelmente, são o resultado de interações complexas entre aspectos anatômicos, ambientais e mecânicos, como idade, dieta, fatores genéticos, motilidade colônica e alterações na estrutura do cólon (Tursi, 2016).

Em relação aos aspectos ambientais, incluímos a dieta pobre em fibras, responsável por provocar aumento do trânsito intestinal, aumento da reabsorção de água, diminuição do volume das fezes, diminuição da frequência evacuatória, maior esforço para evacuar e aumento da pressão intracolônica.

No que diz respeito aos fatores mecânicos, destacamos a ocorrência de segmentação colônica por contração; sigmoide encurtado e maior pressão luminal de repouso contribuem para a formação dos divertículos colônicos (Lopes, 2007).

Figura 1.5 – Representação da diverticulite

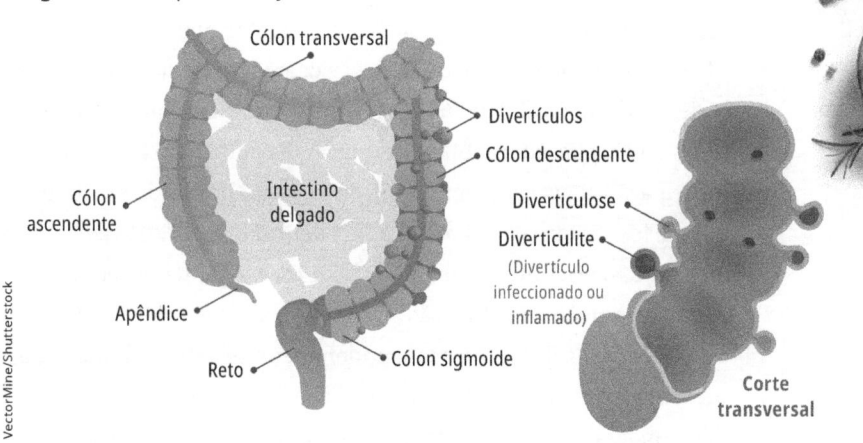

O aumento da pressão intraluminal pode ocorrer também devido a tentativas do organismo de impulsionar um material fecal duro e ressecado através do lúmen intestinal, contrações peristálticas exageradas no intestino e em casos de obstipação crônica e obesidade (Mahan; Escott-Stump; Raymond, 2018; Cheuczuk et al., 2016).

A obesidade pode contribuir para o surgimento de divertículos porque está relacionada com um acúmulo de gorduras que se encontram ao redor dos vasos que penetram a parede intestinal (Cheuczuk et al., 2016).

Em indivíduos ocidentais, a diverticulose comumente ocorre no cólon esquerdo, com o cólon sigmoide envolvido; em populações asiáticas, a porção direita do cólon é mais comumente atingida (Goldman; Schafer, 2014).

A sintomatologia da DDC depende da sua forma de manifestação. Na diverticulose assintomática, não há sintomas, como o nome sugere, enquanto na diverticulose sintomática ocorrem cólicas abdominais e alterações do hábito intestinal (Lopes, 2007).

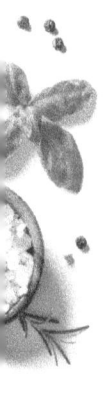

Em casos de diverticulite, os sintomas incluem anorexia, dor no quadrante inferior esquerdo, febre, cólica intermitente, obstipação, distensão abdominal, sensação de esvaziamento incompleto do reto e desconforto no abdômen inferior. A dor pode irradiar para flanco, dorso ou região suprapúbica. Os pacientes podem relatar diarreia, obstipação, náuseas, vômito, padrão intestinal alterado e sintomas urinários (Goldman; Schafer, 2014; Cheuczuk et al., 2016).

Na diverticulite complicada, há a formação de abscesso, fístula, obstrução e perfuração. A fístula mais comum é a colovesical. Nos casos de perfuração, podem ocorrer febre, taquicardia, descompressão brusca e deterioração clínica. Há, ainda, casos de hemorragia diverticular, que é a maior causa de sangramento digestivo baixo do tipo volumoso (Lopes, 2007). No exame físico, normalmente há sensibilidade no quadrante inferior esquerdo e massa dolorosa sensível.

Os divertículos podem regredir precocemente ou sofrerem hiperplasia (Goldman; Schafer, 2014; Cheuczuk et al., 2016).

O exame físico e a história clínica devem servir de base para um diagnóstico mais preciso. Exames complementares laboratoriais e de imagem são utilizados para a confirmação do diagnóstico e também para excluir doenças com quadro clínico semelhante. Na diverticulite, o hemograma completo tende a apresentar elevação de leucócitos (Lopes, 2007).

O tratamento cirúrgico da DDC deve ser indicado aos pacientes que apresentam diverticulite, diverticulite complicada ou hemorragia diverticular e cuja terapêutica clínica seja inefetiva ou ineficaz. Nos casos em que a cirurgia é indicada, esta deve ser realizada dentro de seis a oito semanas da crise de diverticulite aguda. A técnica de laparoscopia está associada à melhor recuperação (Lopes, 2007).

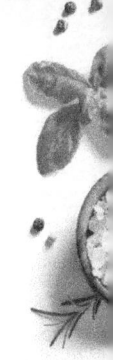

Na diverticulose, a flora bacteriana e a motilidade intestinal parecem desempenhar papel-chave na determinação das manifestações clínicas da doença (Colecchia et al., 2003).

O cólon normal, em condições de repouso (basais), apresenta pressão pouco acima da pressão atmosférica; já no paciente com doença diverticular, o comportamento em repouso é semelhante ao observado na pessoa normal, mas o cólon com a doença tem maior sensibilidade e responde mais ativamente aos estímulos farmacológicos.

Os fármacos anticolinérgicos que bloqueiam os receptores muscarínicos têm sido usados para inibir os efeitos das atividades do sistema nervoso parassimpático, diminuindo a hipermotilidade sintomática do tubo digestivo que ocasiona dor abdominal, inchaço e diarreias. O sinal de diarreia é um indicativo da redução da absorção de água e eletrólitos evidenciado pelo peso fecal aumentado e pela redução do potássio sérico (Santos Júnior, 2001).

### Preste atenção!

A má digestão é a redução na quebra de nutrientes, como os carboidratos, as proteínas e as gorduras em subprodutos absorvíveis (monossacarídeos, dissacarídeos ou oligossacarídeos; aminoácidos; oligopeptídeos; ácidos graxos e monoglicerídeos). Já a má absorção é a redução na captação e no transporte de nutrientes adequadamente digeridos pela mucosa. Esses processos, digestivo e absortivo, são intrinsecamente ligados, e um terceiro termo, *má assimilação*, tem sido utilizado (WGO Practice Guidelines).

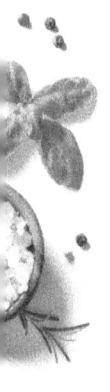

Apesar de as informações sobre os mecanismos de utilização de nutrientes na doença diverticular serem escassas, alguns estudos citam a hipermotilidade intestinal como responsável pelo aparecimento dos sinais e sintomas (Santos Júnior, 2001).

As orientações nutricionais e dietéticas para indivíduos portadores da DDC devem considerar as manifestações clínicas de cada caso. Para indivíduos assintomáticos, a recomendação abrange um estilo de vida saudável, prática regular de atividades físicas e uma dieta rica em fibras, que inclua o consumo de hortaliças e frutas (Cheuczuk et al., 2016).

A dieta rica em fibras, juntamente com uma hidratação adequada, promove fezes macias e volumosas, exigindo menos esforço para defecação. Assim, as fibras alimentares, por serem capazes de armazenar água, aumentar a massa luminal e diminuir a pressão intestinal, podem reduzir os sintomas e melhorar a função do intestino. Entretanto, deve-se aumentar gradualmente a ingestão das fibras, pois o excesso pode causar inchaço e gases (Cheuczuk et al., 2016; Mahan; Escott-Stump; Raymond, 2018).

As fibras estão associadas com a diminuição dos riscos da diverticulite, atuando na prevenção da DDC. Em uma revisão sobre os fatores dietéticos associados com a doença, Lemes et al. (2021) constataram que uma dieta rica em fibras e pobre em gorduras e carne vermelha diminui os riscos de diverticulite, porém não há dados sobre a quantidade que deve ser consumida desses alimentos. Há, ainda, a possibilidade de ocorrer fermentação das fibras por meio da ação da flora bacteriana e ocasionar sintomas como inchaço e desconforto abdominal.

No que se refere à suplementação, há controvérsias em relação à eficácia da suplementação de fibras no tratamento da diverticulite. Estudos são inconclusivos em relação à quantidade de fibras e à proporção de solúveis e insolúveis que devem ser utilizadas na DDC (Cheuczuk et al., 2016).

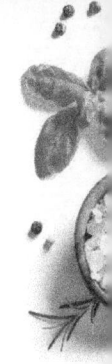

Para pacientes sintomáticos da diverticulite não complicada, o tratamento dietoterápico visa reduzir ou aliviar os sintomas e prevenir as complicações mais graves (Cheuczuk et al., 2016). O tratamento comumente inclui antibióticos e é possível indicar uma dieta modificada ou repouso intestinal. Os laxativos que resultam em fezes duras, constipação e esforço para evacuar não são recomendados (Salles, 2013; Mahan; Escott-Stump; Raymond, 2018).

Durante uma exacerbação aguda de diverticulite, inicialmente, pode ser necessária uma dieta pobre em resíduos ou nutrição parenteral, seguida por um retorno gradual e uma dieta rica em fibras (Mahan; Escott-Stump; Raymond, 2018). A restrição de resíduo e de fibra na dieta é indicada para prevenir a impactação de fezes no trato digestivo estenosado e reduzir a frequência e o volume fecal, enquanto prolonga o tempo de trânsito intestinal.

A dieta com resíduos mínimos ou sem resíduos é pobre em alimentos formadores de resíduos intestinais, como as fibras dietéticas, e também outros constituintes dietéticos, como os minerais, principalmente cálcio e ferro, os açúcares não digeridos, especialmente a lactose, as carnes com cartilagem, as células gastrointestinais de revestimento e as bactérias intestinais. As características da dieta envolvem a oferta de líquidos e eletrólitos – água de coco e isotônicos ricos em potássio – e de fibras solúveis (Teixeira, 2002).

A capacidade de absorção de eletrólitos provenientes da ingestão hídrica também pode ser alterada pela diverticulite. É difícil prever a quantidade de água necessária para a adequada dietoterapia nessa doença, mas é recomendado o consumo diário de 35 ml/kg de peso atual (Cheuczuk et al., 2016).

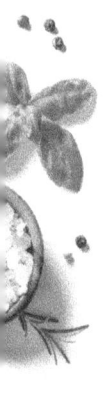

## Síndrome do intestino curto e má absorção

A síndrome do intestino curto (SIC) é uma consequência gerada pela ressecção de uma porção do intestino, que pode ocorrer por tumores ou demais patologias. Dado a retirada de uma parte significativa desse órgão, os pacientes que são submetidos a uma ressecção comumente sofrem alterações na digestão e na absorção de nutrientes, funções geralmente prejudicadas nesse cenário.

Os sintomas mais comuns são diarreia, esteatorreia e desnutrição, podendo apresentar variação dependendo da área e da extensão que passou pelo processo cirúrgico.

Neste ponto, trataremos da SIC com a abordagem das doenças digestórias. No entanto, no Capítulo 5, daremos enfoque à SIC provocada por um tratamento oncológico e suas implicações nutricionais nos indivíduos.

A terapia nutricional tem como principal objetivo prevenir a desnutrição e fazer o manejo da diarreia – a maior frequência de evacuação diária (três vezes ou mais), com eliminação de fezes semipastosas ou líquidas, caracteriza a diarreia. Nesses casos, há perda importante de eletrólitos e líquidos.

O tratamento da diarreia é feito com base na sua causa. Em linhas gerais, as recomendações nutricionais são repor líquidos e eletrólitos perdidos, não consumir leite e derivados, em função da concentração de lactose nesses produtos, não consumir alimentos com fibras insolúveis e inserir fibras solúveis na dieta alimentar. Para avaliar as fezes do paciente, recomendamos utilizar a escala de Bristol traduzida e validada para o português[1].

---

1   Para conhecer a escala de Bristol, indicamos o artigo de Martinez e Azevedo (2012), listado nas referências finais.

Embora as causas da constipação intestinal sejam várias, as principais podem ser listadas como ausência repetida de resposta imediata à necessidade de evacuar, horários irregulares para as refeições, uso de medicamentos, sedentarismo, doenças gastrintestinais, neuropatias, neoplasias intestinais, hemorroidas, baixo consumo de fibras, uso frequente de laxantes com seguida desistência de seu uso.

Com relação ao consumo de fibras, quando for proposto aumento de consumo, é importante ressaltar a necessidade de maior ingestão hídrica.

## Intolerância à lactose

A intolerância à lactose, principal carboidrato encontrado no leite, é uma doença caracterizada pela má absorção desse carboidrato pelo organismo, devido a pouca ou nenhuma produção da enzima lactase pelo intestino delgado, responsável pela quebra da lactose. Devido esse cenário, esse carboidrato é fermentado pelo organismo e ocasiona a formação de gases que, por sua vez, provocam sintomas desconfortáveis nos indivíduos acometidos. Os principais sintomas são inchaço, dores abdominais, náusea e flatulência.

Quando se trata de intolerância à lactose, é importante conhecermos os alimentos preferíveis e evitáveis para garantir uma dieta saudável e evitar desconfortos gastrointestinais. Existem diversas opções de substitutos para o leite convencional, como os leites vegetais, por exemplo: leite de amêndoa, leite de soja, leite de arroz e leite de aveia. Além dos leites vegetais, existem muitos produtos lácteos sem lactose disponíveis no mercado, como iogurtes, queijos e sorvetes sem lactose. Esses produtos são processados de forma a quebrar a lactose, tornando-os mais fáceis de serem digeridos. Eles são opções saborosas e nutritivas para quem precisa evitar a lactose.

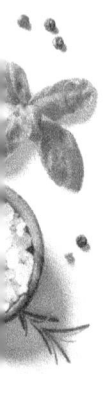

Outras opções são frutas frescas, vegetais, legumes, grãos integrais, carnes, peixes, aves, ovos e nozes. Esses alimentos são naturalmente isentos de lactose e fornecem uma ampla variedade de nutrientes importantes para a saúde geral.

É recomendável incluir uma variedade de alimentos em uma dieta equilibrada, garantindo, assim, a ingestão adequada de vitaminas, minerais e fibras.

No que tange aos alimentos evitáveis, é importante evitar ou consumir com moderação certos alimentos que contenham lactose. Produtos lácteos convencionais, como leite de vaca, queijos tradicionais, manteiga e sorvetes com lactose, devem ser evitados, pois contêm altos níveis desse açúcar que pode causar desconforto gastrointestinal em indivíduos intolerantes.

Por fim, é fundamental orientar os pacientes a lerem atentamente os rótulos dos alimentos processados, pois muitos deles podem conter lactose em sua composição. Ingredientes como leite em pó, leite desnatado em pó, soro de leite, caseína e lactoglobulina são indicativos da presença de lactose. O nutricionista deve orientar o paciente no sentido de que este evite esses alimentos processados para ajudar a prevenir sintomas indesejados.

## Doença celíaca

A doença celíaca é uma doença autoimune caracterizada pela intolerância permanente ao glúten, uma proteína presente em cereais. Indivíduos acometidos pela doença celíaca podem ser assintomáticos por tempo indeterminado ou apresentar sintomas como diarreia, anorexia, êmese e anemia.

Os fatores de risco associados são genéticos, imunológicos e ambientais e também o consumo exacerbado de glúten.

A doença celíaca pode ser classificada em *clássica*, *latente* e *assintomática*, conforme especificado no Quadro 1.10.

Quadro 1.10 – Classificação da doença celíaca

| Clássica | O diagnóstico ocorre nos primeiros anos de vida devido à presença de sintomas como diarreia, constipação e anorexia. |
|---|---|
| Latente | Identificada por biópsia jejunal normal e ausência de sintomas. |
| Assintomática | Identificada por rastreamento sorológico e ausência de sintomas. |

O tratamento é realizado exclusivamente com a exclusão do glúten da dieta. Desse modo, o nutricionista deve orientar o paciente e os familiares com relação aos cuidados necessários para que não ocorra contaminação por uso de talheres e/ou equipamentos contaminados pelo glúten.

Na dieta de uma pessoa com doença celíaca, os alimentos preferíveis são os naturalmente isentos de glúten, como frutas frescas, vegetais, legumes, carnes magras, peixes, ovos, laticínios sem glúten, leguminosas, arroz, quinoa, milho e amaranto. Esses alimentos são ricos em nutrientes essenciais, como vitaminas, minerais, proteínas e fibras, que são importantes para a saúde e o bem-estar geral.

As frutas e os vegetais frescos são opções saudáveis e seguras para incluir na dieta de uma pessoa com doença celíaca. Eles fornecem uma ampla variedade de vitaminas, minerais e antioxidantes, além de serem naturalmente livres de glúten. É importante consumi-los frescos em vez de processados, evitando qualquer tipo de contaminação cruzada.

As carnes magras, como frango, peru, carne bovina e suína e os peixes frescos são fontes de proteína importantes para uma dieta equilibrada. Esses alimentos são naturalmente isentos de glúten, mas é fundamental evitar temperos e marinadas que possam conter essa substância. O nutricionista deve orientar o paciente a optar por cortes magros e preparações simples – a melhor escolha para garantir uma alimentação saudável.

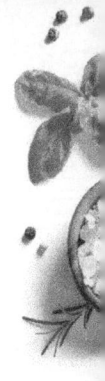

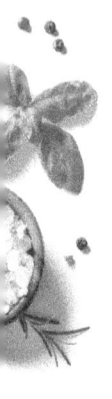

Os laticínios sem glúten, como leite, queijo e iogurte, são seguros para consumo, desde que não contenham adição de glúten em sua fabricação. No entanto, algumas pessoas com doença celíaca podem apresentar intolerância à lactose. Nesses casos, é importante optar por laticínios sem lactose ou outras alternativas, como leites vegetais, como já explicamos.

As leguminosas, como feijões, lentilhas e grão-de-bico, são ricas em fibras e proteínas, sendo uma excelente escolha para uma dieta isenta de glúten. Elas podem ser utilizadas em sopas, saladas e pratos principais, proporcionando uma variedade de opções nutritivas e saborosas.

Existem alimentos, no entanto, que devem ser evitados por pessoas com doença celíaca por conter glúten, como trigo, cevada, centeio e seus derivados, como pães, massas, bolos, biscoitos e cereais. É importante orientar o paciente para ler atentamente os rótulos dos alimentos processados para verificar se contêm ingredientes com glúten.

No Brasil, como apontam Araújo et al. (2010, p. 471), para diminuir "as dificuldades da adesão ao tratamento, surgiram as Associações de Celíacos. Em fevereiro de 1994, os pais de alguns celíacos fundaram a Acelbra (Seção São Paulo), que objetiva, principalmente, orientar os pacientes quanto à doença e à dieta sem glúten, assim como divulgar a doença".

## Câncer de intestino

O câncer colorretal é um dos tumores com maior incidência no mundo ocidental, marcado por alterações significativas do hábito intestinal e emagrecimento intenso dos pacientes acometidos. Entre os fatores de risco elucidados na literatura estão a dieta inadequada, o sedentarismo e o alcoolismo.

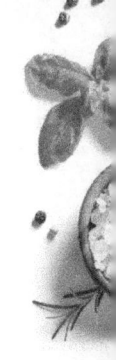

Neste tópico, trataremos do câncer de intestino sob a perspectiva de doenças do trato digestório. No Capítulo 5, abordaremos com mais detalhes todos os aspectos relacionados à oncologia e aos diferentes tipos de cânceres.

A terapia nutricional dependerá do tratamento definido para o indivíduo, assim como nas demais neoplasias. Em todo caso, a meta terapêutica deve ser prevenir a desnutrição e restabelecer/manter o estado nutricional do paciente.

Para pacientes submetidos à cirurgia do intestino que passaram a usar bolsa de colostomia, após a cirurgia, são necessários alguns cuidados que irão favorecer a cicatrização e proporcionar melhor adaptação à colostomia.

Ao planejar a terapia nutricional para pacientes com colostomia, é essencial levar em consideração uma série de recomendações específicas para garantir uma dieta equilibrada e minimizar desconfortos associados a essa condição. As orientações podem variar de acordo com a localização e a extensão da colostomia, bem como conforme outras condições médicas existentes.

Uma das principais considerações é garantir uma ingestão adequada de fibras alimentares. As fibras desempenham um papel crucial na promoção da saúde digestiva, prevenindo problemas como constipação e diarreia. No entanto, a quantidade e o tipo de fibras podem variar para cada paciente, pois algumas pessoas podem ter mais sensibilidade a esse nutriente. Portanto, a orientação do nutricionista é essencial para determinar a quantidade e os tipos de fibras mais adequados para cada indivíduo com colostomia.

Além disso, o paciente deve se manter adequadamente hidratado para garantir o bom funcionamento do sistema digestório e prevenir a desidratação. Pacientes com colostomia podem ter maior perda de líquidos e eletrólitos, especialmente se enfrentarem episódios de diarreia. Por isso, recomenda-se que essas pessoas consumam quantidades adequadas de água e líquidos ao longo do dia, a fim de manter uma hidratação adequada.

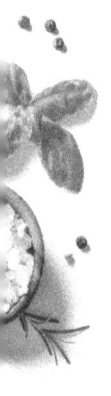

Outro aspecto importante é o controle dos odores relacionados à eliminação das fezes. Algumas pessoas com colostomia podem se preocupar com o odor associado a esse processo. É importante lembrarmos que cada indivíduo pode reagir de maneira diferente a esses alimentos, portanto é necessário fazer ajustes personalizados conforme necessário.

Além disso, é crucial evitar alimentos que possam causar obstrução ou problemas na passagem das fezes pelo estoma. Alimentos fibrosos ou duros, como cascas de frutas e vegetais, grãos integrais, nozes e sementes, podem ser mais difíceis de digerir e podem levar a complicações. Adaptar a consistência dos alimentos para facilitar a passagem das fezes é importante, optando por alimentos macios, cozidos e bem mastigados.

Por fim, lembramos que cada paciente com colostomia é único e, assim, a terapia nutricional deve ser individualizada, considerando as necessidades específicas de cada indivíduo.

Ressaltamos também que a educação alimentar é um componente essencial da atuação do nutricionista, que deve fornecer orientações claras e detalhadas sobre a dieta adequada, ensinar técnicas de preparo dos alimentos, oferecer dicas para o controle dos sintomas e auxiliar o paciente na adoção de escolhas alimentares saudáveis e adaptadas às suas necessidades individuais.

> **Para saber mais**
>
> Para aprofundar os conhecimentos sobre o conteúdo deste capítulo, sugerimos a leitura da obra *Nutrição clínica: sistema digestório*, que oferece informações acerca da fisiologia do adulto saudável, bem como de patologias do trato gastrointestinal e interações droga-nutrientes em gastroenterologia.
>
> REIS, N. T. **Nutrição clínica**: sistema digestório. Rio de Janeiro: Rubio, 2003.

## Síntese

Neste capítulo, abordamos aspectos fisiopatológicos do esôfago, do estômago e do intestino, além das patologias que acometem esses órgãos. Vimos também as recomendações nutricionais nas afecções e nas complicações do trato gastrointestinal. Ainda tratamos detalhadamente da assistência e da terapia nutricional, conforme cada afecção de órgão. Como vimos, o sistema digestório é segmentado em duas porções: a primeira representada pelo trato digestório (cavidade oral, esôfago, estômago, intestinos delgado e grosso) e a segunda representada por suas glândulas associadas (glândulas salivares, fígado e pâncreas). Entre suas principais funções estão a digestão e a absorção de nutrientes, além da excreção dos produtos do metabolismo.

    As doenças aqui listadas têm suas particularidades e é necessário que o profissional da saúde compreenda esses pontos para indicar a correta terapia nutricional e o acompanhamento desses pacientes.

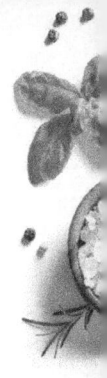

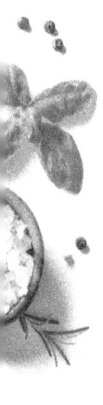

# Questões para revisão

1. Qual a recomendação hídrica, de caloria e de proteína para o paciente com câncer de esôfago no tratamento cirúrgico?

2. Quais são os alimentos contraindicados durante o tratamento de gastrite?

3. Após o procedimento de cirurgia para a obesidade, é comum ocorrer a síndrome de *dumping*, que é um conjunto de sintomas relacionados com o consumo alimentar no pós-operatório. Assinale a alternativa correta com relação às recomendações nutricionais para essa síndrome:
   a) Dieta fracionada, isenta de sacarose e lactose.
   b) Não ingestão de líquidos durante as principais refeições; dieta isenta de proteína e com aumento carboidrato simples.
   c) Dieta pastosa, isenta de proteína e de sacarose.
   d) Dieta branda, fracionada, com restrição de vitamina B12.
   e) Dieta geral, sem alterações e restrições.

4. Para o tratamento de esofagite, a dietoterapia é fundamental para a melhora dos sintomas. Assinale a alternativa correta em relação à dietoterapia para o tratamento de esofagite:
   a) Evitar alimentos que diminuem a pressão do esfíncter esofágico inferior.
   b) Fracionar e aumentar o volume para prevenir distensão gástrica e, consequentemente, redução da secreção gástrica.
   c) Liberar alimentos com teobomicina e cafeína para evitar diminuir a pressão do esfíncter esofágico inferior.
   d) Liberar alimentos cítricos, pois diminuem a pressão do esfíncter esofágico inferior.
   e) Sugerir o consumo de condimentos, pois contribuem para a aceitação da dieta.

5. Assinale a alternativa correta em relação ao tratamento dietoterápico de diarreia:
   a) Aumentar o consumo de fibras solúveis e evitar consumo de carboidratos simples.
   b) Aumentar consumo de fibras solúveis e de carboidrato simples.
   c) Evitar fibras insolúveis e aumentar alimentos fermentativos e flatulentos.
   d) Evitar gorduras e aumentar fibras insolúveis.
   e) Não há tratamento dietoterápico nesse caso, apenas o uso de fármacos é sugerido.

## Questão para reflexão

1. Cite um dos principais desafios da terapia nutricional na colostomia. Reflita sobre o tema sob a perspectiva de um nutricionista e anote suas considerações em um texto escrito.

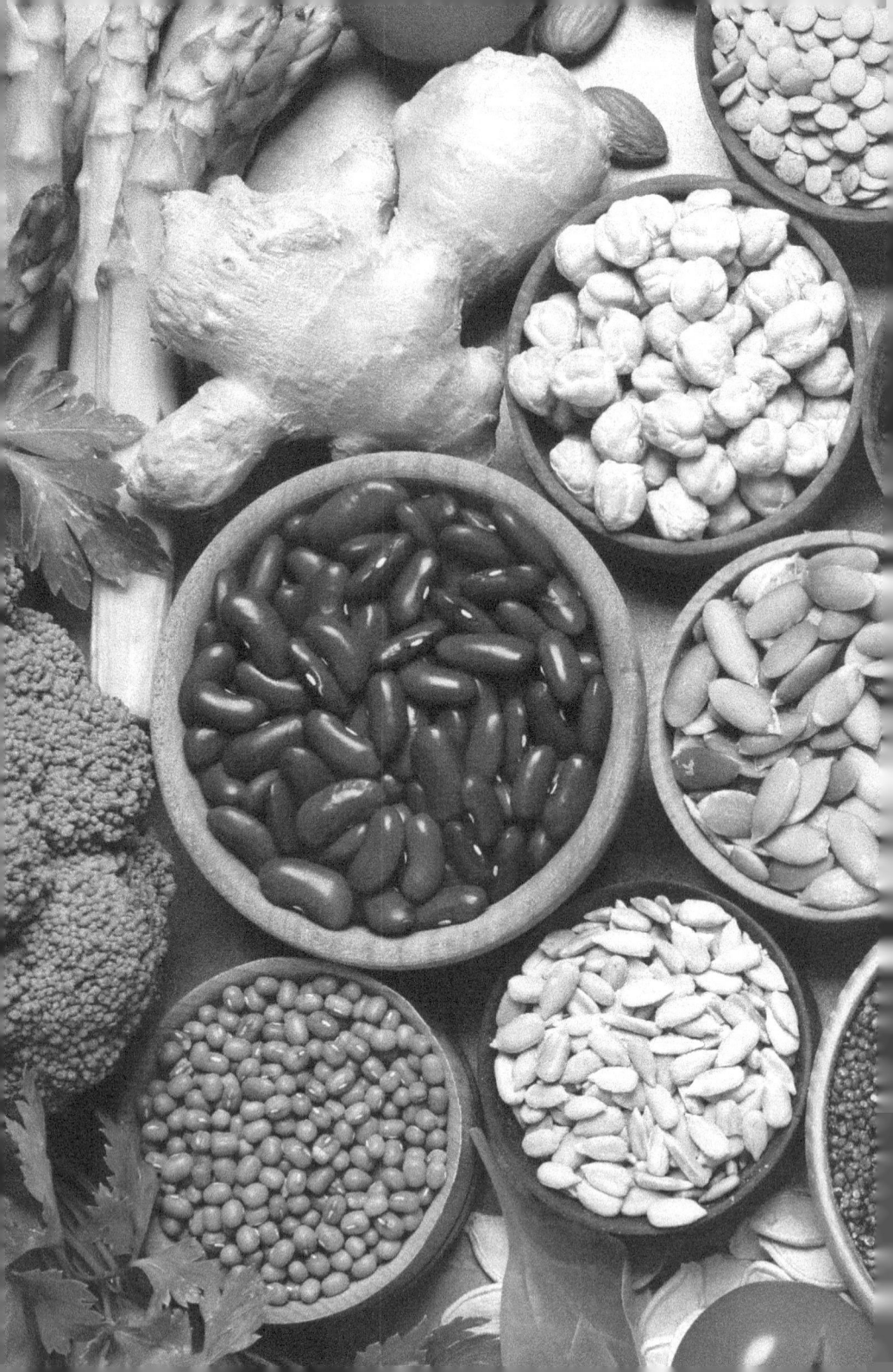

**Capítulo 2**
# Fisiopatologia das doenças endócrino-metabólicas

Ana Paula Garcia Fernandes dos Santos

## Conteúdos do capítulo:

- Fisiologia das glândulas endócrinas.
- Distúrbios da tireoide.
- Obesidade e síndrome metabólica.

## Após o estudo deste capítulo, você será capaz de:

1. reconhecer o sistema das glândulas endócrinas;
2. identificar os distúrbios endócrino-metabólicos;
3. indicar as características da diabetes e a diferença entre os tipos 1 e 2;
4. identificar doenças decorrentes da disfunção das glândulas endócrinas;
5. reconhecer a fisiologia da obesidade e sua influência em outros sistemas.

Com a transição nutricional ocorrida nas últimas décadas, as doenças endócrino-metabólicas tornaram-se de grande incidência no Brasil e se constituem como uma das principais causas de morte no país. Algumas estão relacionadas com a produção de hormônios, como a diabetes e a obesidade; outras, com hábitos de vida, como sedentarismo, tabagismo e dietas com excesso de gordura e sal. Como há relação direta entre a nutrição e a fisiopatologia dessas alterações clínicas, é importante que o nutricionista conheça as necessidades relacionadas à alimentação dos pacientes com disfunções hormonais e doenças metabólicas.

## 2.1 Sistema endócrino

O sistema endócrino é formado por um conjunto de glândulas e órgãos cuja atividade característica consiste na produção de secreções denominadas *hormônios*. Essas secreções são liberadas na corrente sanguínea e agem em diferentes funções do organismo, garantindo que os diferentes sistemas atuem de maneira adequada e controlada.

Esse sistema é responsável pela maioria das atividades fisiológicas do organismo e atua por meio de sinais químicos, executados pelos hormônios.

Os hormônios são substâncias químicas que funcionam como "mensageiros químicos do corpo", transferindo informações e instruções entre as células, em animais e plantas, e regulando o crescimento, o desenvolvimento, o controle das funções de muitos tecidos e das funções reprodutivas e reguladoras do metabolismo.

Os mais conhecidos são os produzidos pela hipófise anterior, como o hormônio do crescimento, a corticotrofina, o hormônio tireoestimulante, o hormônio luteinizante e a prolactina.

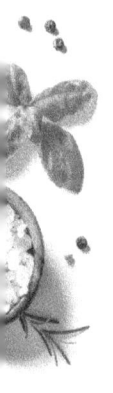

O sistema endócrino é um complexo sistema de comunicação e regulação do corpo humano, responsável por produzir e liberar hormônios diretamente na corrente sanguínea por meio das glândulas endócrinas. Existem várias glândulas endócrinas espalhadas pelo corpo, cada uma com sua função específica na regulação do equilíbrio hormonal e metabólico, como ilustrado na Figura 2.1.

Figura 2.1 – Sistema endócrino

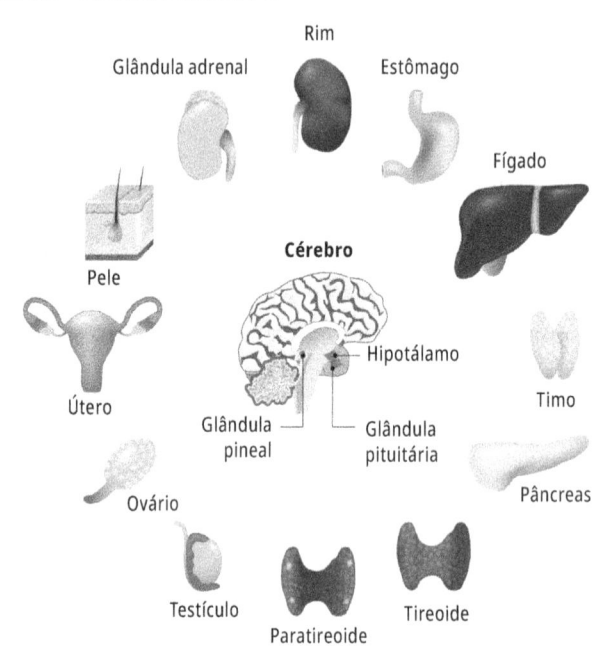

A hipófise, também conhecida como *glândula pituitária*, tem duas porções: 1) o lobo anterior (adeno-hipófise) e 2) o lobo posterior (neuro-hipófise). A porção posterior exerce papel fundamental na secreção de hormônios, com destaque para a **vasopressina**, responsável por causar a retenção de água pelos rins, ocasionando um aumento considerável do volume de água presente no corpo humano; e para a **ocitocina**, produzida no hipotálamo, que provoca a contração do útero durante o parto e a ejeção do leite durante a amamentação.

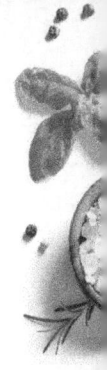

O córtex suprarrenal, região mais externa das glândulas suprarrenais (adrenais), é responsável pela secreção do hormônio **cortisol**, que exerce múltiplas funções no controle do metabolismo de proteínas, carboidratos e gordura, além de exercer forte relação com o estresse metabólico.

A tireoide – glândula em forma de borboleta localizada na parte anterior do pescoço, abraçando a traqueia – exerce grande importância no controle de diferentes funções do corpo humano em razão dos hormônios que produz: a **tiroxina** e a **tri-iodotironina**. Entre outras funções, esses dois hormônios aumentam a velocidade das reações químicas nas células, elevando o metabolismo corporal.

Além disso, a tireoide também é responsável pela secreção da calcitonina, que promove a deposição de cálcio nos ossos, diminuindo, assim, a concentração de cálcio no líquido extracelular. Similarmente, as glândulas paratireoides são quatro pequenas glândulas endócrinas que atuam na secreção de paratormônio, hormônio que controla a concentração de íons cálcio no líquido extracelular ao regular a absorção intestinal de cálcio, a excreção de cálcio pelos rins e a liberação de cálcio dos ossos.

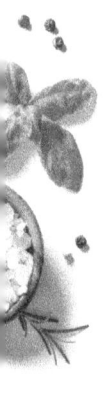

Figura 2.2 – Principais hormônios secretados no organismo

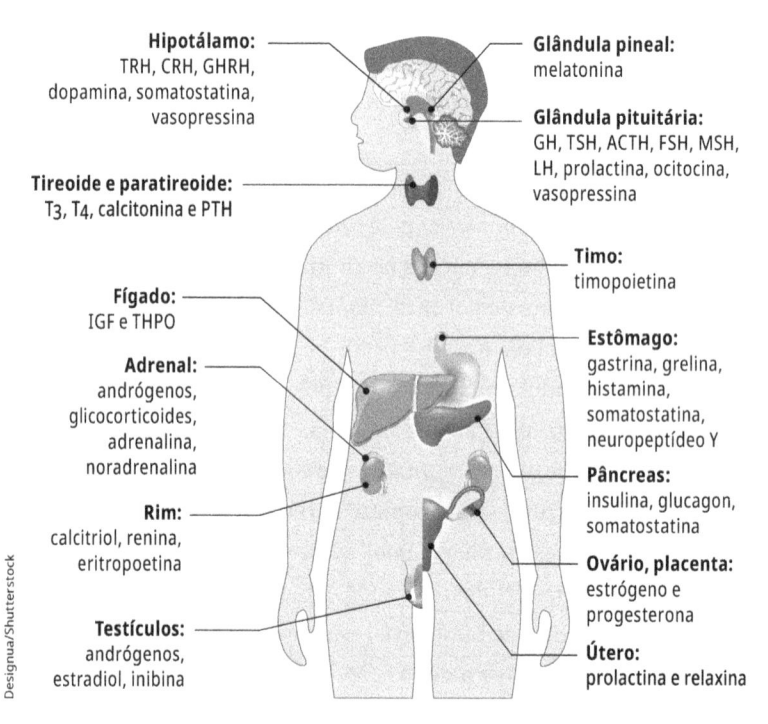

**Hipotálamo:**
TRH, CRH, GHRH, dopamina, somatostatina, vasopressina

**Glândula pineal:**
melatonina

**Glândula pituitária:**
GH, TSH, ACTH, FSH, MSH, LH, prolactina, ocitocina, vasopressina

**Tireoide e paratireoide:**
T3, T4, calcitonina e PTH

**Timo:**
timopoietina

**Fígado:**
IGF e THPO

**Estômago:**
gastrina, grelina, histamina, somatostatina, neuropeptídeo Y

**Adrenal:**
andrógenos, glicocorticoides, adrenalina, noradrenalina

**Pâncreas:**
insulina, glucagon, somatostatina

**Rim:**
calcitriol, renina, eritropoetina

**Ovário, placenta:**
estrógeno e progesterona

**Testículos:**
andrógenos, estradiol, inibina

**Útero:**
prolactina e relaxina

Designua/Shutterstock

Outro ponto de extrema importância no sistema endócrino é observar o papel das ilhotas de Langerhans, localizadas no pâncreas. As ilhotas de Langerhans do pâncreas, como vimos no Capítulo 1, são pequenos agrupamentos de células endócrinas situadas em seu interior. De acordo com a literatura, essas ilhotas são facilmente reconhecidas porque sua coloração é menos intensa do que a coloração das células exócrinas do pâncreas. Elas são responsáveis pela secreção de **insulina**, que promove a entrada de glicose na maioria das células do corpo, exercendo essencial importância no metabolismo da maioria dos carboidratos; e pela secreção do **glucagon**, que aumenta a liberação hepática de glicose nos líquidos corporais circulantes.

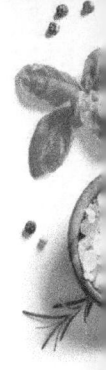

Por sua vez, os ovários, glândulas reprodutivas das mulheres, estão localizados na pelve, um de cada lado do útero, e produzem os óvulos. Os ovários respondem pela secreção de **estrogênios**, que estimulam o desenvolvimento dos órgãos sexuais femininos, das mamas e de várias características sexuais secundárias, e da **progesterona**, cuja função é significativa na secreção do chamado *leite uterino* pelas glândulas do útero. Esse processo auxilia no desenvolvimento do aparelho secretor das mamas durante a gestação.

De modo similar, os testículos, também chamados de *gônadas masculinas*, secretam a **testosterona**, estimulando o desenvolvimento dos órgãos sexuais masculinos e promovendo o desenvolvimento das características sexuais secundárias no homem.

Por fim, a placenta – órgão presente na classe de mamíferos vivíparos – secreta os hormônios gonadotrofina coriônica humana, estrogênio, progesterona e somatotropina humana, assumindo, assim, a função de uma glândula responsável pelo crescimento de tecidos fetais que provocam o desenvolvimento das mamas nas mulheres gestantes.

## 2.1.1 Formas de secreção das glândulas

As glândulas que formam o sistema endócrino são classificadas em *endócrinas*, que lançam o produto de secreção em vasos sanguíneos; *exócrinas*, que lançam o produto de secreção para dentro de um duto; e *mistas*, que associam as duas formas de secretar.

As glândulas exócrinas são responsáveis pela produção de secreções que são liberadas em **superfícies externas do corpo** ou em cavidades internas que se comunicam com o ambiente externo. Essas glândulas possuem ductos, que são canais que transportam as secreções para fora da glândula. Um exemplo de glândula exócrina é a salivar, que produz saliva e a libera na cavidade bucal através dos ductos salivares. Outros exemplos são as glândulas sudoríparas, que produzem o suor, e as glândulas sebáceas, que produzem o sebo da pele. As glândulas mamárias, as mucosas, as glândulas biliares, o pâncreas e o fígado também são considerados glândulas exócrinas.

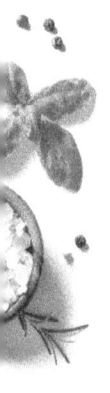

As glândulas endócrinas são responsáveis pela produção de substâncias químicas, os hormônios, que são liberados diretamente na corrente sanguínea, como já citamos. Diferentemente das glândulas exócrinas, elas não possuem ductos, pois os hormônios secretados precisam atingir tecidos e órgãos específicos em todo o corpo. Os hormônios são mensageiros químicos que regulam diversas funções fisiológicas, como o metabolismo, o crescimento, a reprodução e a resposta ao estresse.

Outras glândulas endócrinas são a tireoide, que produz os hormônios tireoidianos, responsáveis pela regulação do metabolismo; as paratireoides, que produzem o hormônio paratireoideano; e as adrenais (também chamadas *suprarrenais*), que produzem hormônios como o cortisol e a adrenalina, envolvidos na resposta ao estresse. A hipófise, os ovários e os testículos também são glândulas endócrinas.

As glândulas também são classificadas em *cordonais*, cujas células se organizam sob a forma de cordões celulares, e *foliculares*, cujas células se organizam na forma de um folículo.

As glândulas secretam diferentes tipos de substâncias, dependendo do estímulo recebido. A secreção autócrina, por exemplo, ocorre quando a própria célula produz a secreção que age nela mesma. Já a secreção endócrina é produzida e lançada diretamente na corrente sanguínea.

Por fim, no organismo ocorre também a secreção sináptica, em que neurotransmissores são lançados numa zona ativa de sinapse, quando uma célula estimula diretamente outra.

## 2.2 Diabetes *mellitus*

A prevalência da diabetes[1] *mellitus* (DM) vem aumentando a cada ano, principalmente causada por hábitos alimentares e estilo de vida inadequados – como o aumento do consumo de alimentos ultraprocessados.

A diabetes consiste em um grupo de doenças cujo ponto comum é um distúrbio metabólico caracterizado por hiperglicemia, decorrente de deficiência na produção de insulina ou na sua ação, ou em ambos os mecanismos.

A classificação dessa doença é feita conforme a etiologia e os mecanismos fisiopatológicos, como veremos adiante. Os tipos mais frequentes são diabetes tipo 1 (DM 1), diabetes tipo 2 (DM 2) e diabetes gestacional (DMG).

De acordo com as diretrizes da Sociedade Brasileira de Diabetes (SBD), publicadas em 2022, na maioria das vezes, as características clínicas são suficientes para a diferenciação entre os principais tipos de DM. O manejo correto da DM é de suma importância para evitar possíveis microcomplicações (retinopatia, nefropatia e neuropatia) e também macrocomplicações (doença coronariana, doença cerebrovascular e doença arterial periférica), evitando o desenvolvimento de doenças cardiovasculares (SBD, 2022).

### 2.2.1 Diabetes tipo 1

Relacionada diretamente com expressões genéticas, a diabetes tipo 1 é considerada uma doença crônica, de etiologia autoimune,

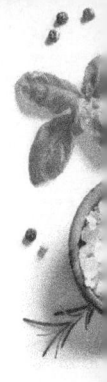

---

1   O substantivo *diabetes* é comum de dois gêneros, ou seja, pode ser acompanhado tanto do artigo feminino quanto do masculino. Nesta obra, usamos o termo no gênero feminino.

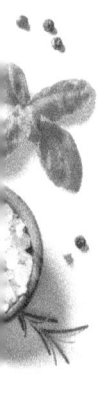

que evolui com a destruição das células beta-pancreáticas, levando à diminuição progressiva na produção de insulina. A destruição é, geralmente, causada por processo autoimune que pode ser detectado por autoanticorpos circulantes e, algumas vezes, está associado a outras doenças autoimunes, como a tireoidite de Hashimoto. Em menor proporção, a causa da destruição das células beta é desconhecida.

O diagnóstico é mais comum em crianças e adolescentes. Nessa fase da vida, a manifestação dos sintomas ocorre de forma aguda, comumente com a presença de cetose e cetoacidose. Assim, o tratamento da DM 1 se baseia no uso de insulina, na automonitoração da glicemia e na alimentação adequada.

Figura 2.3 – Aferição de glicemia

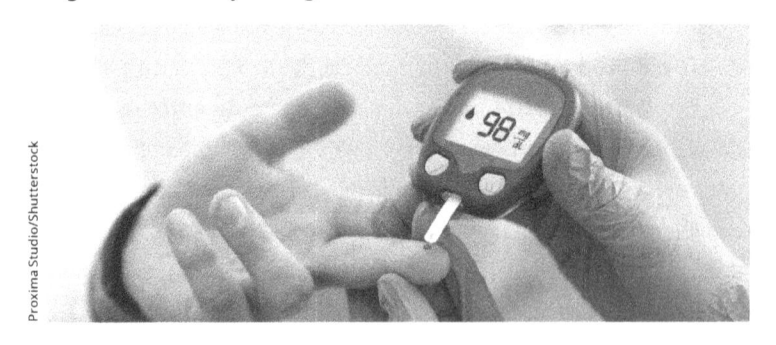

Proxima Studio/Shutterstock

O diagnóstico pode ser feito em casos de o paciente apresentar glicemia de jejum igual ou superior a 126 mg/dl; glicemia sérica após duas horas do teste de tolerância oral à glicose, com 1,75 g/kg de dextrosol maior ou igual a 200 mg/dl; e hemoglobina glicada (HbA1C) igual ou superior a 6,5%.

## 2.2.2 Diabetes tipo 2

A DM 2 corresponde a 90-95% de todos os casos e sua causa é multifatorial, envolvendo, de forma direta, componentes genéticos e ambientais. Enquanto a DM 1 é diagnosticada mais precocemente, a DM 2 acomete, geralmente, indivíduos a partir dos 40 anos. Sua incidência é resultado de uma falência das células betas para compensar a resistência à insulina. Esses casos são frequentes em pacientes com sobrepeso, obesidade e hábitos alimentares inaequados.

Os principais fatores de risco para o desenvolvimento da DM 2 são índice de massa corpórea (IMC) superior a 25 kg/m², história familiar, sedentarismo, hipertensão arterial, HDL-colesterol menor do que 35 mg/dl e/ou TGL maior do que 250 mg/dl e síndrome de ovários policísticos. Os exames mais utilizados no diagnóstico da diabetes tipo 2 são teste de glicemia em jejum, hemoglobina glicada e teste oral de tolerância à glicose.

O tratamento se baseia na mudança do estilo de vida, com **adequação da alimentação e atividadrae física, além de tratamento medicamentoso, que pode incluir o uso de hipoglicemiantes orais.**

É importante ressaltar que, nos casos em que ocorre a resistência **à insulina, a farmacologia do paciente não será a administração desse hormônio, pois não há uma deficiência dele.** Em determinados casos, inclusive, há uma produção acentuada, porém as células do corpo não respondem normalmente à insulina, por isso a glicose não consegue penetrar nas células com a mesma facilidade, resultando em uma concentração elevada na corrente sanguínea.

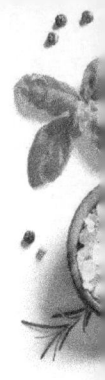

Figura 2.4 – Diferenças entre DM 1 e DM 2

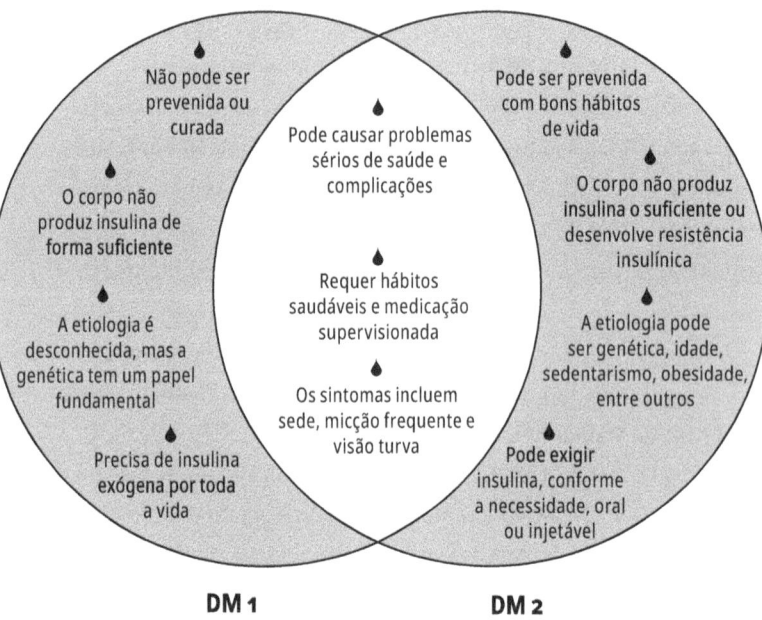

**DM 1**
- Não pode ser prevenida ou curada
- O corpo não produz insulina de forma suficiente
- A etiologia é desconhecida, mas a genética tem um papel fundamental
- Precisa de insulina exógena por toda a vida

**Intersecção**
- Pode causar problemas sérios de saúde e complicações
- Requer hábitos saudáveis e medicação supervisionada
- Os sintomas incluem sede, micção frequente e visão turva

**DM 2**
- Pode ser prevenida com bons hábitos de vida
- O corpo não produz insulina o suficiente ou desenvolve resistência insulínica
- A etiologia pode ser genética, idade, sedentarismo, obesidade, entre outros
- Pode exigir insulina, conforme a necessidade, oral ou injetável

Ali DM/Shutterstock

Os principais objetivos da terapia nutricional de pacientes com diabetes, tanto do tipo 1 quanto do tipo 2, são manter a glicemia próxima aos valores da normalidade, obter e manter um peso saudável e ajudar no controle da pressão arterial – medidas que auxiliam na redução das complicações referentes a essa patologia.

## 2.2.3 Diabetes *mellitus* gestacional

A disglicemia é a alteração metabólica mais comum na gestação: considera-se que um em cada seis nascimentos ocorra em mulheres com alguma intolerância a carboidratos durante o desenvolvimento do feto.

Caracterizada pela hiperglicemia diagnosticada na gravidez, a DMG geralmente é resolvida após o parto, com a normalização dos níveis de glicemia sanguínea. Cerca de 40% das mulheres, no entanto, tornam-se diabéticas após 10 anos, demonstrando a necessidade de prevenção e o correto manejo da doença.

O diagnóstico de DMG pode ocorrer durante o segundo ou o terceiro trimestre de gestação em qualquer mulher. Embora a presença de sintomas não seja comum, as pacientes são diagnosticadas quando apresentam glicemia em jejum maior ou igual a 126 mg/dl ou, duas horas após o teste de tolerância oral à glicose 75 g, apresentam glicemia superior ou igual a 200 mg/dl.

Figura 2.5 – Teste de glicemia

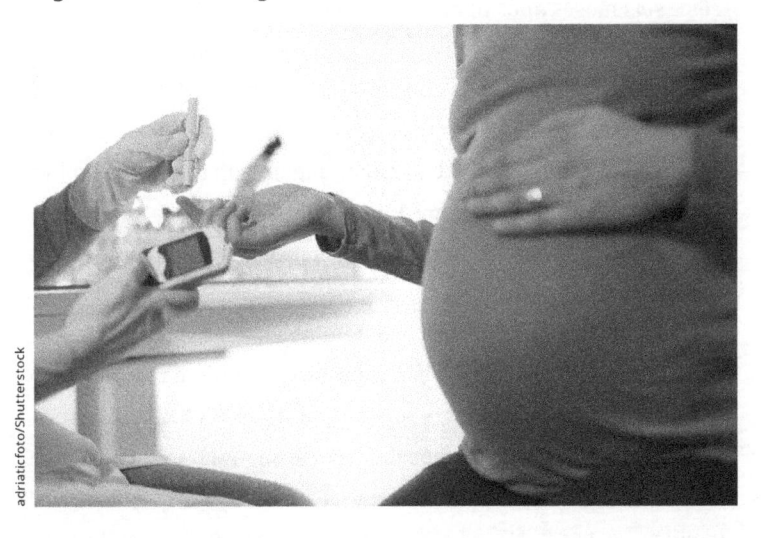

Entre os fatores de risco já evidenciados, destacamos idade materna avançada, sobrepeso e obesidade, genética, presença de condições associadas à resistência à insulina, ganho excessivo de peso durante a gravidez, crescimento fetal excessivo, hipertensão, malformações e macrossomia.

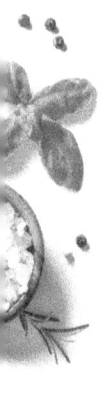

## 2.2.4 Tratamento

Os objetivos do tratamento dos diferentes tipos de diabetes são alcançar o bom controle metabólico, reduzir os riscos de complicações micro e macrovasculares, além de manter o estado nutricional adequado.

A DM 1 evolui rapidamente e os pacientes têm como base do tratamento a insulina, a alimentação e a atividade física. A DM 2 tem como base a terapia nutricional, a atividade física e os fármacos. De acordo com as diretrizes da SBD, as orientações nutricionais influenciam significativamente no controle da glicemia, demonstrando a relação da alimentação adequada com a redução da hemoglobina glicada (HbA1c) – os resultados podem ser percebidos entre três e seis meses após o início de acompanhamento com um nutricionista (SBD, 2022).

Os medicamentos utilizados no tratamento da DM são variados e atuam por meio de diferentes mecanismos de ação. Entre os mais comuns, destacamos a metformina, que age diretamente no bloqueio da produção de insulina. Em relação à resistência da insulina, fármacos como a tiazolidinediona, a metformina e a pioglitazona apresentam bons resultados.

Com relação às insulinas, existem os análogos de insulina de longa duração, que não apresentam pico de ação e têm duração de efeito de 18 a 40 horas; e as de ação intermediária, que apresentam um pico de ação após 4-10 horas da aplicação e duração de efeito terapêutico de 10 a 18 horas, podendo ser usadas de 1 a 3 aplicações por dia.

Enquanto a insulina regular apresenta ação rápida, as insulinas ultrarrápidas apresentam ação muito mais rápida, por isso são mais indicadas. Seu pico de ação varia de 30 minutos a 2 horas, com duração da ação de 3 a 5 horas.

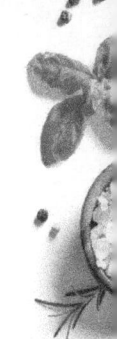

## Terapia nutricional

O principal objetivo da terapia nutricional em pacientes diabéticos é alcançar ou manter o estado nutricional adequado, aliado ao controle glicêmico ideal mediante balanceamento energético, e prevenir ou tratar as complicações agudas ou crônicas.

No Quadro 2.1, descrevemos as principais recomendações.

Quadro 2.1 – Terapia nutricional para pacientes diabéticos

| | |
|---|---|
| Carboidratos | 45-60% do valor energético total (VET) da dieta; é possível usar padrões alimentares com menor teor de carboidratos para DM 2 de maneira individualizada e acompanhada por profissional especializado (nutricionista e endócrino). |
| Sacarose | Máximo de 5-10% do VET. |
| Frutose | Não se recomenda adição aos alimentos. |
| Fibra alimentar | Mínimo de 14 g/1.000 kcal; 20 g/1.000 kcal para DM 2. |
| Gordura total | 20-35% do VET; dar preferência para ácidos graxos monoinsaturados e poli-insaturados; limitar saturados em até 10% e isentar de trans. |
| Proteína | 15-20% do VET. |
| Vitaminas e minerais | Seguem as recomendações da população sem diabetes. |

Fonte: Elaborado com base em SBD, 2022.

A alimentação saudável e a prática de exercício físico são os pilares do tratamento da DM. Em relação às orientações do Quadro 2.1, destaca-se o manejo dos carboidratos e o consumo das fibras alimentares. Em relação aos carboidratos, recomenda-se o consumo de carboidratos com alta densidade de nutrientes, ricos em fibras e minimamente processados. Sobre as fibras, o nutricionista deve orientar o consumo de, no mínimo, 14 g por 1.000 kcal, o que tem mostrado benefícios para o controle glicêmico.

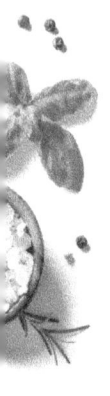

Além do controle de macro e micronutrientes, o plano alimentar deve estar de acordo com as preferências do paciente e os fatores culturais. Ressaltamos que, assim como nas demais dietoterapias, existem alimentos preferíveis que são benéficos para pacientes com diabetes, pois ajudam a regular os níveis de açúcar no sangue e fornecem nutrientes essenciais.

Uma das principais recomendações que o nutricionista deve fazer é incluir alimentos ricos em fibras na dieta, como frutas, legumes, grãos integrais e feijões. As fibras têm um impacto menor nos níveis de glicose no sangue e ajudam a manter a saciedade, auxiliando no controle do peso e no gerenciamento da fome.

É fundamental também escolher alimentos com baixo índice glicêmico, que são digeridos e absorvidos lentamente, resultando em um aumento gradual do açúcar no sangue. Exemplos desses alimentos são legumes, cereais integrais, laticínios sem adição de açúcar, nozes e sementes. Eles ajudam a prevenir picos repentinos de glicose no sangue e oferecem uma fonte constante de energia.

A inclusão de fontes saudáveis de proteínas também é essencial na dieta para pacientes com diabetes. As proteínas são importantes para o crescimento e a reparação dos tecidos e ajudam a manter a saciedade. O nutricionista deve recomendar a opção por fontes de proteínas magras, como peixes, aves, tofu e legumes. Além disso, devem ser indicados, como boas opções, os laticínios com baixo teor de gordura, como iogurte e queijo *cottage*.

É importante mencionar que os pacientes com diabetes devem evitar ou limitar o consumo de certos alimentos para controlar os níveis de açúcar no sangue. Os alimentos ricos em carboidratos refinados, como pães brancos, massas, bolos e biscoitos, devem ser evitados porque são rapidamente digeridos e aumentam os níveis de glicose no sangue. Além disso, o consumo de açúcares adicionados, como refrigerantes, doces e sucos de frutas adoçados, deve ser limitado porque pode causar picos rápidos de açúcar no sangue.

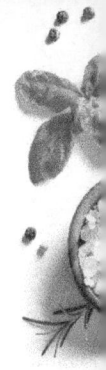

Outros alimentos a serem evitados são os ricos em gorduras saturadas e trans, como carnes gordurosas, manteiga, margarina e alimentos fritos. Essas gorduras podem aumentar o risco de doenças cardiovasculares, que são mais comuns em pacientes com diabetes. O nutricionista deve ressaltar a preferência por gorduras saudáveis, como as encontradas em peixes gordurosos, abacate, nozes e azeite de oliva.

A recomendação sobre moderação no consumo de álcool também deve ser feita para pacientes com diabetes, uma vez que ele pode interferir no controle dos níveis de açúcar no sangue e aumentar o risco de hipoglicemia.

### Preste atenção!

É importante destacar que o paciente diagnosticado com diabetes não deve consumir alimentos *diet* de maneira exacerbada, pois isso também pode ser prejudicial à saúde. Os alimentos considerados *diet* passam por um processo que retira completamente um composto, que **não é necessariamente o açúcar**, podendo ser gordura, sódio ou algum outro. O alimento pode ficar mais calórico e pouco benéfico para a saúde porque, mesmo com a retirada do açúcar, outros compostos podem estar presentes e interferir na glicemia, como a frutose, a lactose, o amido e a maltodextrina.

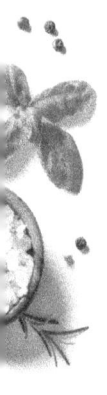

## Contagem de carboidratos

Nesse método, o paciente é orientado e instruído a contabilizar o consumo total de carboidratos das refeições visando ao controle glicêmico por meio de equivalentes.

O método de equivalentes tem como base o consumo de alimentos agrupados em porções de, aproximadamente, 15 g de carboidrato; o paciente pode escolher qualquer um desses alimentos.

Nessa estratégia, o paciente tem mais flexibilidade em sua alimentação, de acordo com seu estilo de vida. Pacientes em esquema de insulina intensivo, com o uso de insulina rápida ou ultrarrápida com doses fixas ou em terapia convencional, devem também respeitar a mesma quantidade de carboidratos por refeição, nos horários definidos, considerando suas necessidades nutricionais e a quantidade de insulina utilizada. Para esses pacientes, não há flexibilidade na quantidade de carboidratos consumida na refeição, apenas dos alimentos consumidos. Em adultos, podemos utilizar a regra geral de que 1 UI (unidade internacional) de insulina rápida ou ultrarrápida cobre 15 g de carboidratos, ou 1 equivalente, ou cota de carboidratos.

## Para saber mais

Sugerimos o aprofundamento nesses temas por meio das publicações indicadas a seguir, que oferecem informações abrangentes e atualizadas, com uma visão detalhada dos diferentes aspectos relacionados à condição dos pacientes acometidos com doenças endocrino-metabólicas, a exemplo de sua origem, dos métodos de diagnóstico recomendados e das estratégias terapêuticas mais eficazes, incluindo a importância da nutrição adequada ao manejo dessas doenças.

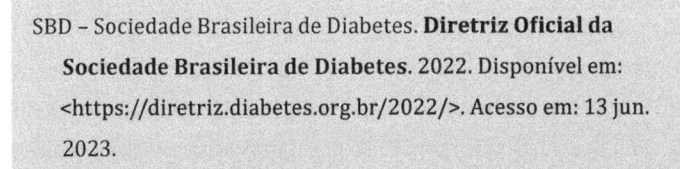

SBD – Sociedade Brasileira de Diabetes. **Diretriz Oficial da Sociedade Brasileira de Diabetes.** 2022. Disponível em: <https://diretriz.diabetes.org.br/2022/>. Acesso em: 13 jun. 2023.

SBD – Sociedade Brasileira de Diabetes. **Manual de contagem de carboidratos para pessoas com diabetes.** 2016. Disponível em: <https://diabetes.org.br/wp-content/uploads/2021/05/manual-de-contagem-de-carbo.pdf>. Acesso em: 13 jun. 2023.

SBEM – Sociedade Brasileira de Endocrinologia e Metabologia. **Diretrizes.** Disponível em: <https://www.endocrino.org.br/diretrizes/>. Acesso em: 13 jun. 2023.

## 2.3 Distúrbios da tireoide

A tireoide é uma glândula localizada na porção anterior do pescoço e responde pela produção de hormônios como tri-iodotironina (T3) e tiroxina (T4), que atuam na digestão, no crescimento e no metabolismo.

Ela é considerada uma das maiores glândulas do sistema endócrino e responsável pelo bom funcionamento das funções fisiológicas do organismo. Alterações na produção dos hormônios tireoidianos levam a manifestações clínicas de hipotireoidismo ou hipertireoidismo.

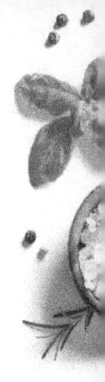

No contexto de diagnóstico e acompanhamento dos distúrbios da tireoide, é de extrema importância a solicitação dos exames laboratoriais adequados e a interpretação correta dos resultados. Os exames laboratoriais desempenham papel crucial na identificação de alterações nos níveis hormonais tireoidianos, permitindo o diagnóstico preciso e o estabelecimento de uma estratégia de manejo efetiva. Além disso, a correta interpretação dos resultados é fundamental para uma abordagem efetiva, evitando gastos desnecessários com exames adicionais e garantindo que o paciente receba o tratamento adequado, com base nos dados laboratoriais obtidos.

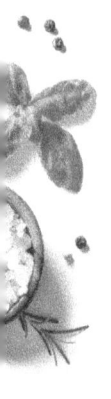

De acordo com a literatura, a dosagem do TSH é o teste mais confiável para diagnosticar as formas primárias de hipotireoidismo e de hipertireoidismo, conforme detalhado em estudo de Carvalho, Perez e Ward (2013).

O valor de referência de TSH sérico mais aceito atualmente é entre 0,4-4,5 mU/l (miliunidades por litro), mas há, até o momento, um valor de referência padrão universal, até pela diferença dos ensaios utilizados. Alguns estudos propuseram reduzir o valor do limite superior do TSH para 2,5 mU/l pela alta taxa de progressão para hipotireoidismo franco com esses valores.

Entretanto, apesar de valores séricos de TSH entre 2,5-4,5 mU/l identificarem indivíduos em estágios iniciais de hipotireoidismo e indivíduos com suspeita de tireoidite de Hashimoto, é importante destacar que somente existe recomendação de tratamento em níveis de TSH acima de 7 mU/l. Assim, esse diagnóstico seria um indicativo de risco, mas não de benefício com o tratamento.

## 2.3.1 Hipotireoidismo

A origem primária do hipotireoidismo é a redução da produção e da secreção dos hormônios tireoidianos, com níveis abaixo do recomendado para T3 e T4. Essa é a principal disfunção hormonal tireoidiana e afeta mais as mulheres, sobretudo com o avançar da idade. Uma das afecções mais conhecidas é a tireoidite de Hashimoto.

Sua classificação pode ser feita da seguinte forma: primário, quando a disfunção tem origem na própria tireoide; secundário, quando a etiologia é hipofisária; ou terciário, quando há alteração na secreção do hormônio liberador de tireotrofina na terapia de reposição hormonal (TRH).

Os sintomas mais comuns do hipotireoidismo são inespecíficos, como o ganho de peso moderado, a constipação intestinal e a parestesia. Sua etiologia pode ser relacionada com ausência congênita de tireoide, remoção cirúrgica ou destruição (autoimune, radiação ou infiltrativa).

Figura 2.6 – Manifestação do hipotireoidismo

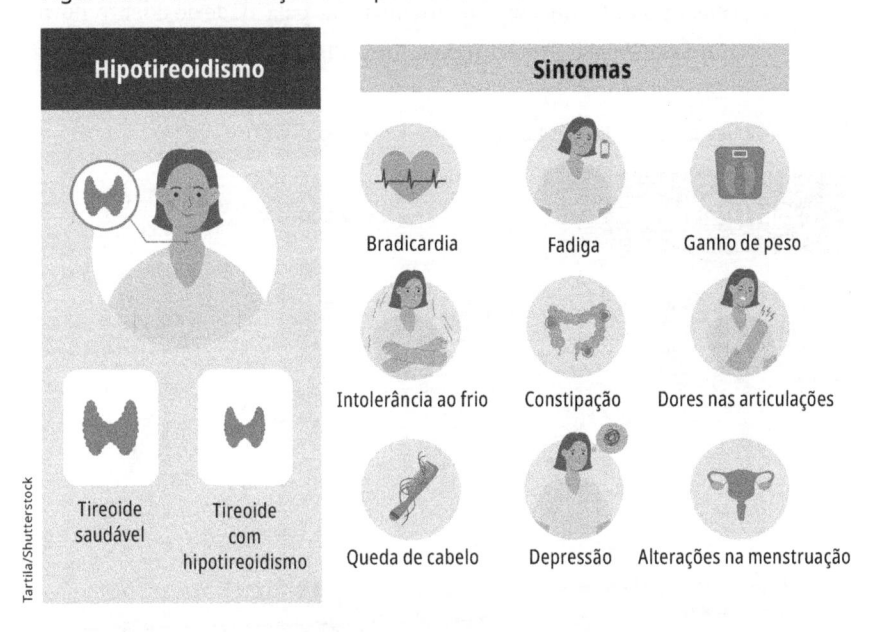

Outros sintomas comuns relacionados são letargia, fadiga, rouquidão, constipação, fraqueza, pele seca, unhas quebradiças e edema difuso. O tratamento constitui na reposição do hormônio tiroidiano sintético, a levotiroxina sódica, uma medicação efetiva tomada apenas uma vez ao dia e com baixa incidência de efeitos colaterais.

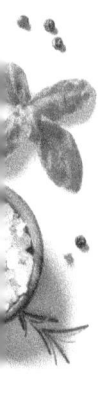

## 2.3.2 Hipertireoidismo

Geralmente, o hipertireoidismo está associado a doenças graves e pode ter sua etiologia em adenoma, hipertireoidismo induzido por iodo (amiodarona), produção ectópica de hormônio, tireoidites e hormônio tireoidiano exógeno (fármacos/alimentos).

No quadro clínico, é possível notar hiperatividade, perda de peso com aumento do apetite, sudorese excessiva, irritabilidade, palpitações, cansaço ou fraqueza, diarreia, poliúria e oligomenorreia. As manifestações são influenciadas pela idade do doente, duração da doença e presença de comorbidades.

Figura 2.7 – Manifestação do hipertireoidismo

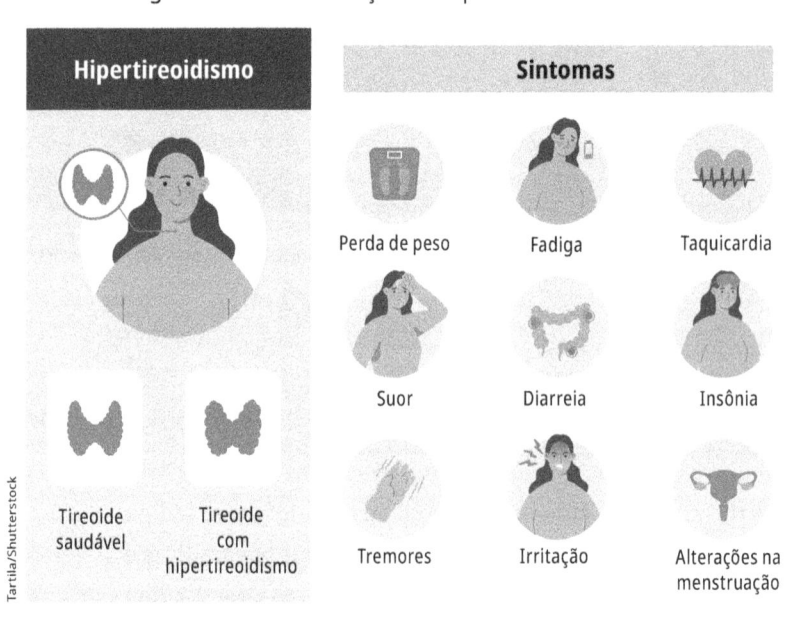

O tratamento depende da gravidade, da idade do paciente e do tamanho do bócio. Para controle dos sintomas adrenérgicos (palpitações, tremores, nervosismo), podem ser usados betabloqueadores como propranolol e atenolol, e em alguns casos estes podem ser os únicos medicamentos utilizados.

### 2.3.3 Terapia nutricional

O ponto mais significativo em relação à terapia nutricional e à saúde da tireoide é a prevenção de possíveis doenças ocorridas pela deficiência de iodo. O monitoramento nacional de iodação do sal para consumo humano integra o Programa Nacional para a Prevenção e Controle dos Distúrbios por Deficiência de Iodo – Pró-Iodo, coordenado pelo Ministério da Saúde.

A deficiência de iodo pode causar bócio nodular, resultando na presença de anticorpos tireoidianos na circulação, além de nódulos da tireoide e câncer folicular da tireoide. É importante orientar a população em geral de que o iodo é um micronutriente essencial. Entre as suas funções, destacamos sua utilização na produção dos hormônios produzidos na tireoide e no controle do metabolismo e do calor corporal.

Além do iodo, ainda pensando em prevenção, uma dieta saudável, composta por grãos e cereais integrais, abundância de frutas, vegetais e alimentos *in natura* e rica em proteínas magras também é fundamental, uma vez que a obesidade aumenta o risco de câncer da tireoide.

É fundamental também evitar o consumo de alimentos processados e ultraprocessados, pois alguns produtos químicos adicionados a esses alimentos são tóxicos. No Quadro 2.2 estão as principais orientações nutricionais em distúrbios da tireoide.

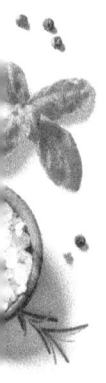

Quadro 2.2 – Orientações nutricionais em distúrbios da tireoide

| | |
|---|---|
| Cobre | Funciona como elemento ativo *redox* na manutenção da atividade da tireoide e do metabolismo lipídico. É essencial na síntese de fosfolipídios, que são necessários para a estimulação do TSH, o qual, por sua vez, estimula a produção de tirotropina, segregada pela adeno-hipófise. Recomendação para adultos: 900 μg (micrograma). |
| Ferro | Micronutriente que intervém no metabolismo e na atividade enzimática da tireoide. Recomendação para adultos: 8 mg/dia para homens e 18 mg/dia para mulheres. |
| Vitamina A | Fundamental na síntese de tireoglobulina e na captação de iodo pela glândula da tireoide. Recomendação: 700 μg por dia para as mulheres e 900 μg por dia para os homens. |
| Selênio | Importante papel na proteção da tireoide, pois é cofator da glutationa peroxidase (enzima com ação antioxidante), evitando danos oxidativos. A dose recomendada pode variar de 50 a 200 μg por dia. |
| Soja | Pode ser prejudicial aos indivíduos com distúrbios tireoidianos. A soja prejudica a tireoide ao bloquear a captação de iodo por parte da tireoide e também por diminuir os efeitos da medicação indicada para a melhoria dessa glândula. |
| Zinco | Atua como cofator das desiodases do tipo 2 e pode normalizar os níveis de T3 no organismo, beneficiando o metabolismo dos hormônios tireoidianos e contribuindo na conversão de T4 em T3. A dose recomendada é de 8 a 11 mg. |

Assim, o ideal é que seja mantida uma alimentação balanceada em todos os nutrientes, pois a deficiência destes no organismo compromete a função da tireoide, levando a disfunções ou dificultando o tratamento quanto às patologias do órgão.

## 2.4 Obesidade e síndrome metabólica

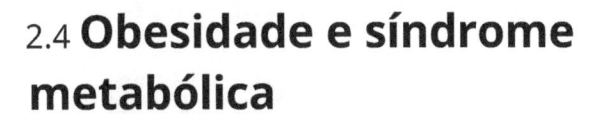

Como consequência da transição nutricional, o padrão alimentar no Brasil foi modificado severamente. Nas últimas décadas, houve uma forte inclinação, por parte da sociedade, para dietas mais ocidentalizadas, ricas em gorduras e açúcares. Esse fator, aliado ao sedentarismo, aumenta os casos de morbidade e mortalidade associados ao ganho excessivo de peso. Entre as morbidades associadas, destacamos doenças cardiovasculares, diabetes, neoplasias e disfunções endócrinas.

A prevalência da obesidade e da síndrome metabólica vem aumentando exponencialmente. Ambas se tornaram uma pandemia, a qual aumenta expressivamente o risco de várias doenças e reduz a qualidade de vida dos pacientes.

A obesidade atinge todas as camadas sociais e faixas etárias, sendo caracterizada pelo excesso de gordura corporal de origem multifatorial. Apresentando implicações adversas e potencialmente significativas à manutenção da saúde, sua etiologia está funcionalmente relacionada a fatores endócrinos, ambientais, culturais, socioeconômicos e genéticos, relacionada a diversas variáveis psicossociais.

Além dessas consequências na saúde física, o acúmulo de peso gera consequências psicológicas, provocadas por experiências de estigmatização e de preconceito. Pesquisas recentes apontam que a obesidade pode influenciar negativamente nas relações interpessoais, além da percepção da necessidade de suporte social no enfrentamento de situações cotidianas.

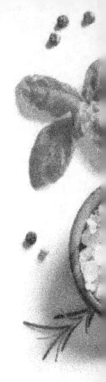

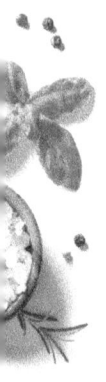

Figura 2.8 – Índice de massa corporal (IMC)

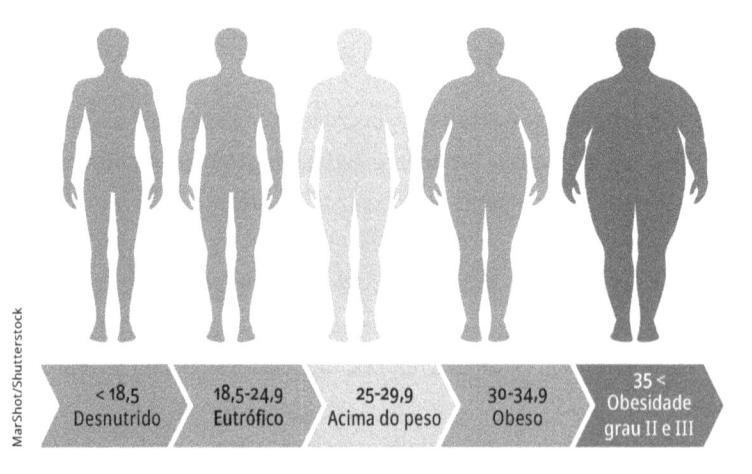

| < 18,5 | 18,5-24,9 | 25-29,9 | 30-34,9 | 35 < |
| Desnutrido | Eutrófico | Acima do peso | Obeso | Obesidade grau II e III |

MarShot/Shutterstock

Nesse contexto de assistência em que a obesidade é tratada como fator de risco e de doença, a atuação do nutricionista deve considerar as seguintes etapas:

- **Anamnese**: Identificação do indivíduo do ponto de vista clínico, social, cultural e econômico.
- **Avaliação do estado nutricional**: Baseada em coleta e avaliação de dados antropométricos, clínicos, bioquímicos e dietéticos.
- **Diagnóstico do estado nutricional**: Condição derivada das interações entre nutrientes e sistema orgânico.
- **Planejamento e prescrição dietética**: Características físico-químicas da dieta, como valor energético, distribuição de macro e micronutrientes; consistência, fracionamento.

A prescrição dietética deve basear-se no propósito de redução da ingestão e de aumento da atividade física, de forma a criar um déficit energético que será compensado pela mobilização de reservas corporais, resultando, então, em perda de peso. Mais do que isso, deve prover ajustes para atender necessidades clínicas que vão além da perda de peso, como controle da glicemia, da mobilidade intestinal, dos níveis circulantes de lipídios e sódio, do controle do apetite, entre outros que o paciente apresente no momento da consulta.

Além disso, destacamos que a prescrição deve ser pautada nas necessidades individuais, sociais e emocionais, sendo adaptada à condição financeira do assistido.

### Fique atento!

Destacamos que a manutenção da dieta por longos períodos será o principal desafio para o sucesso do tratamento dietético voltado à redução de peso, principalmente quando muito restritiva ou com ingredientes que se distanciam muito da realidade financeira e sociocultural do indivíduo.

Salientamos também que os desenhos científicos raramente contemplam o efeito de dietas por períodos superiores a três ou quatro meses. Assim, a adesão ao tratamento é um ponto crucial a ser explorado e parece lógico que o desafio do nutricionista está em compreender os fatores que levam ao abandono da dieta, bem como explorar estratégias que possam resultar em mudanças de comportamento ante a alimentação por longos períodos, de forma a promover mudanças permanentes para a melhora da qualidade de vida.

Figura 2.9 – Causas e consequências da obesidade

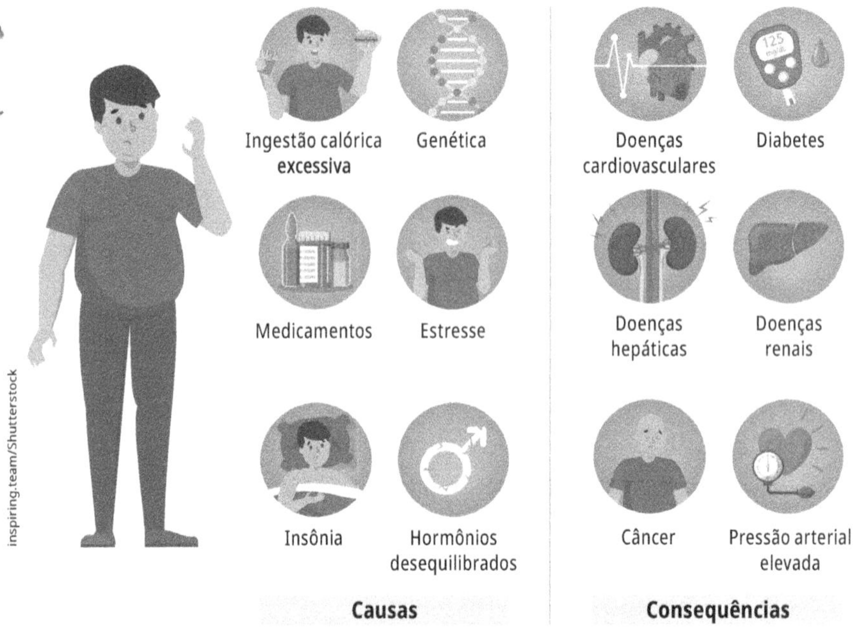
Ingestão calórica excessiva
Genética
Medicamentos
Estresse
Insônia
Hormônios desequilibrados
Causas
Doenças cardiovasculares
Diabetes
Doenças hepáticas
Doenças renais
Câncer
Pressão arterial elevada
Consequências
inspiring.team/Shutterstock

Na literatura, entre as principais barreiras apontadas por esse público, estão indicadas a dificuldade em elaborar a alimentação de maneira diferenciada em relação aos demais membros da família; as dificuldades práticas para adotar uma postura de alimentação diferente em ambientes sociais e de trabalho; o alto custo da dieta prescrita ou as limitações para cumprir o plano alimentar por dificuldade financeira para a compra dos alimentos; o horário das refeições; a falta de tempo em consulta para que possa expressar suas dificuldades ou opinar sobre a dieta proposta.

Esses apontamentos trazem à tona dois aspectos importantes quanto à prioridade que se estabelece durante uma consulta para tratamento da obesidade: 1) o cumprimento de protocolos clínicos com metas predefinidas, que limitam a participação do paciente no processo de tomada de decisões, revelando, assim, que há pouco foco no entendimento da sua realidade; 2) a relação profissional-paciente, em que, de um lado, o profissional de saúde se coloca como uma autoridade focada na definição do tratamento e, de outro, o paciente passa ser um cumpridor de tarefas muitas vezes desfocadas de sua realidade.

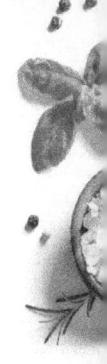

Nesse contexto, é comum o nutricionista não dar atenção à fala do indivíduo, ignorando seus conhecimentos prévios e transmitindo orientações até mesmo já conhecidas pelo paciente, ou, ainda, orientando-o sem que ele sequer compreenda o que lhe foi dito ou aceite o que lhe foi sugerido, o que resulta em uma prescrição dietética não condizente com sua realidade.

Mais do que isso, há uma tendência em responsabilizar unilateralmente o paciente, como se ele fosse o único responsável pelo sucesso do tratamento. Essa é uma visão equivocada porque ignora globalmente os demais fatores envolvidos no processo de tratamento.

O resultado desse contexto é o nutricionista visto como um profissional fiscalizador, que baseará o resultado do tratamento na resposta do paciente ao que lhe foi imposto e o condenará como o único responsável pelo sucesso quanto à adesão ao tratamento.

## 2.4.1 Fisiopatologia da obesidade e da síndrome metabólica

A obesidade é uma doença endócrino-metabólica, crônica, heterogênea, multifatorial e de repercussão negativa sobre a qualidade de vida, caracterizada pelo excesso de massa gordurosa. Ela pode ter causas endócrinas, genéticas, de estilo de vida, farmacológicas e psicológicas, como ansiedade, depressão e estresse.

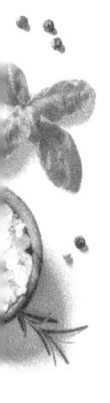

Entre as causas genéticas estão as alterações hormonais, sobretudo resistência à leptina, hormônio importante para produzir saciedade; resistência à insulina, que promove armazenamento de gordura; maior sensibilidade à grelina, que aumenta o apetite; falta de produção do polipeptídio YY, que tem ação central na saciedade, e produção insuficiente de GLP-1, inclusive por hábitos alimentares inadequados.

Por sua vez, a síndrome metabólica é uma desordem que se manifesta por anormalidades fisiológicas caracterizadas por resistência à insulina, obesidade visceral, elevação da pressão arterial e dislipidemia. A obesidade e a síndrome metabólica aumentam expressivamente o risco de várias doenças, como DM 2, hipertensão arterial sistêmica (HAS), dislipidemia, doenças cardiovasculares (DCV), distúrbios respiratórios, câncer, apneia do sono, doença hepática gordurosa não alcoólica (DHGNA), doença da vesícula biliar, doença arterial coronariana e osteoartrose.

É bem estabelecido que o equilíbrio entre consumo alimentar e gasto energético é a base para a elucidação da obesidade. O cérebro regula primariamente a ingestão de alimentos como um comportamento, baseando-se nas informações do ambiente e naquelas enviadas pelo corpo para tomar a decisão de comer ou não.

A descoberta apresentada no estudo conduzido por Gadde et al. (2018) revela a importância do hipotálamo basomedial na detecção de falhas na suplementação nutricional e sua relação com o comportamento. O cérebro desempenha papel fundamental na transformação dessas falhas em comportamento, tanto no curto quanto no longo prazo. O hipotálamo basomedial, uma região do cérebro, desempenha uma função crucial nesse processo.

Essa região é responsável por monitorar o estado nutricional do organismo e detectar deficiências na suplementação. Quando o cérebro identifica falhas na nutrição, ele responde ativando mecanismos comportamentais para corrigir essas deficiências. Essa descoberta é significativa, pois destaca a importância da suplementação adequada e do papel do cérebro na regulação do comportamento alimentar. Quando ocorrem falhas na suplementação nutricional, o cérebro age como um mecanismo de proteção, buscando compensar essas deficiências e manter o equilíbrio do organismo.

## 2.4.2 Diagnóstico de obesidade e síndrome metabólica

De acordo com a publicação *Diretrizes brasileiras de obesidade*, da Associação Brasileira para o Estudo da Obesidade e da Síndrome Metabólica (Abeso) em 2016, o diagnóstico da obesidade pode ser feito de acordo com o IMC, que considera como sobrepeso valores acima de 25 kg/m$^2$; obesidade grau I, valores acima de 30 kg/m$^2$; obesidade grau II, valores acima de 35 kg/m$^2$; e obesidade grau III, valores acima de 40 kg/m$^2$ (Abeso, 2016).

O IMC, de forma isolada, não poderá ser utilizado como único critério de diagnóstico. Por exemplo, no caso de um indivíduo com alta concentração de massa magra, o ideal é avaliar também a composição corporal e a distribuição da gordura, que não são consideradas no IMC.

Para determinar a composição corporal, podemos utilizar a bioimpedância e o dexa (*Dual-Energy raios-X Absorptiometry*, em inglês, ou absorciometria por raios-X com dupla energia, em português), exame realizado pelo mesmo equipamento da densitometria óssea.

O objetivo do exame dexa é quantificar as massas óssea e corporal dos indivíduos, diferenciando a composição de gordura e de músculo utilizando raios-X de dupla energia.

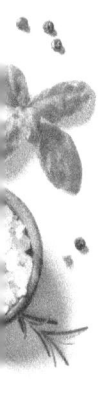

Esses dois métodos apenas estimam um importante componente da composição corporal na DM: a gordura visceral e sua relação com a gordura subcutânea.

Para avaliação mais precisa, são necessários exames de imagem mais sofisticados, como tomografia computadorizada ou ressonância magnética. As pregas cutâneas, apesar de serem úteis como método de avaliação nutricional, no caso de pacientes obesos, pode não ser considerada eficaz.

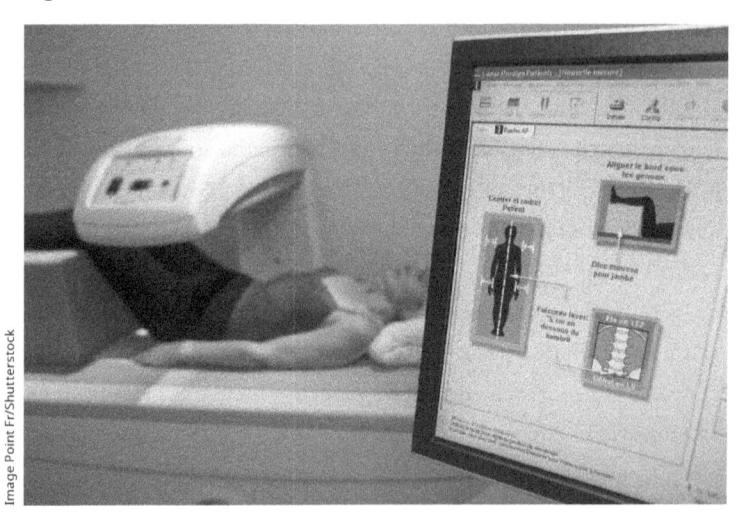

Figura 2.10 – Exame dexa

No que tange ao diagnóstico de síndrome metabólica, recomendamos os pontos citados no Quadro 2.3.

Quadro 2.3 – Critérios para síndrome metabólica e risco cardiovascular

| Critérios obrigatórios | Mais de 2 de 4 critérios |
|---|---|
| Obesidade visceral (circunferência abdominal): medidas de circunferência abdominal conforme a etnia (cm) para H e M:<br>Europídeos: ≥ 94 cm (H); ≥ 80 cm (M);<br>Sul-africanos, mediterrâneo ocidental e oriente médio: idem a europídeos;<br>Sul-asiáticos e chineses: ≥90 cm (H); ≥ 80 cm (M);<br>Japoneses: ≥ 90 cm (H); ≥ 85 cm (M);<br>Sul-americanos e América Central: usar referências dos sul-asiáticos. | Triglicérides ≥150 mg/dl ou tratamento<br>HDL < 40 mg/dl (H); < 50 mg/dl (M)<br>PAs ≥ 130 ou PAd ≥ 85 mmHg ou tratamento<br>Glicemia de jejum ≥100 mg/dl ou diagnóstico prévio de diabetes<br>(Se glicemia > 99 mg/dl, o teste de tolerância à glicose é recomendado, mas não necessário para diagnóstico da síndrome metabólica. |

*PAs: pressão arterial sistólica; PAd: pressão arterial diastólica; H: homens; M: mulheres.

Fonte: Abeso, 2016, p. 17.

Segundo a Abeso (2016), para ser diagnosticado com síndrome metabólica, um indivíduo deve apresentar um dos critérios obrigatórios a seguir e três ou mais dos critérios estabelecidos na coluna à direita, como ter medidas de circunferência abdominal alterada (critério obrigatório) e estar com os índices de triglicerídeos, HDL e glicemia alterados (critérios adicionais).

## 2.4.3 Tratamento e terapia nutricional

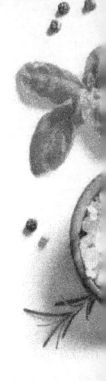

O tratamento dietético é mais bem-sucedido quando aliado a um programa de modificação comportamental, por isso as primeiras medidas terapêuticas para tratamento da obesidade exigem mudanças no estilo de vida do paciente, sobretudo relativas a hábitos

alimentares e atividade física, dado que o tratamento da obesidade é multidisciplinar e a abordagem nutricional exerce papel de destaque na promoção da perda ponderal.

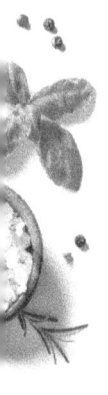

Na terapia nutricional da obesidade, é preferível consumir alimentos ricos em nutrientes e com baixo teor calórico, como **vegetais e frutas**, que são fontes de fibras, vitaminas, minerais e antioxidantes. Os grãos integrais, como arroz integral, pão integral, macarrão integral e aveia, também são boas opções devido ao seu alto teor de fibras e nutrientes. As proteínas magras são importantes para promover a saciedade e a manutenção da massa muscular. O nutricionista deve orientar a opção por peixes, frango sem pele, carne magra, ovos e leguminosas, como feijão, lentilha e grão-de-bico. Os laticínios com baixo teor de gordura, como leite desnatado, iogurte grego sem gordura e queijos com baixo teor de gordura, também podem ser incluídos na dieta desse paciente.

O nutricionista deve indicar opções saudáveis de gordura, como abacate, nozes, sementes, azeite de oliva e óleo de coco em quantidades moderadas.

É importante orientar que alimentos menos saudáveis e que podem contribuir para o ganho de peso devem ser evitados, como **processados e refinados**, a exemplo de salgadinhos, refrigerantes, doces, bolos, biscoitos e *fast food*. Também é necessário recomendar que o paciente limite ou evite o consumo de bebidas açucaradas, como refrigerantes e sucos industrializados, devido ao seu alto teor de açúcar.

As gorduras saturadas, encontradas em carnes gordurosas, manteiga, queijos amarelos e alimentos fritos, devem ser reduzidas na dieta desses pacientes. Além disso, é importante evitar alimentos que contenham gorduras trans, como margarinas e alimentos processados.

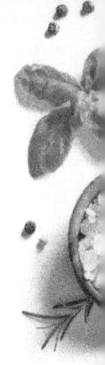

Os carboidratos refinados, como pães brancos, massas refinadas e doces, devem ser consumidos com moderação, pois podem levar a picos rápidos de açúcar no sangue e aumentar a sensação de fome.

Determinar a meta de perda de peso e os demais parâmetros metabólicos é o primeiro ponto da conduta nutricional para obesidade. É importante, no entanto, estabelecer uma meta realista para reduzir peso e avaliar a disponibilidade para iniciar intervenção dietética a fim de que o paciente consiga perder peso, além de identificar barreiras que possam impedir a meta.

O tratamento deve respeitar o paciente e suas individualidades, pois não existe dieta determinada como padrão-ouro para perda de peso, e sim uma série de estratégias que podem ser mais eficazes para determinado paciente. O sucesso de qualquer dieta para perda ponderal depende de balanço energético negativo.

De acordo com as *Diretrizes brasileiras de obesidade*:

> Uma dieta planejada individualmente para criar um déficit de 500 a 1.000 kcal deve ser parte integrante de programas de perda de peso objetivando uma diminuição de 0,5 a 1 kg por semana, com metas realistas. Dietas com baixas calorias, com 1.000 a 1.200 kcal por dia, reduzem em média 8% do peso corporal, em três a seis meses, com diminuição de gordura abdominal, com perda média de 4% em três a cinco anos. [...] Reduzir a quantidade de gordura da dieta, em uma dieta hipocalórica, é uma maneira prática de diminuir a ingestão calórica e induzir a perda de peso. Dietas que contenham 1.200 a 1.500 kcal por dia para mulheres e 1.500 a 1.800 kcal por dia para homens, independentemente da composição de macronutrientes frequentemente levam à perda de peso. (Abeso, 2016, p. 76)

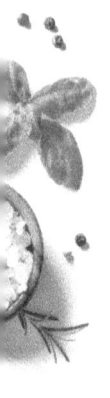

O tratamento medicamentoso que visa à perda de peso é indicado quando as medidas de mudança do estilo de vida alcançam resultado insatisfatório, e sempre deve ser feito com prescrição e acompanhamento de médico capacitado. O tratamento medicamentoso também deve ser focado nos fatores alterados que o paciente apresente, como HAS, alterações de lipídios (triglicerídeos e HDL) ou alterações de glicose (intolerância ou diabetes). Assim, o tratamento deve ser específico para a situação clínica do paciente e visa à prevenção primária de suas complicações.

O tratamento cirúrgico da obesidade é o mais efetivo e resulta em maior perda de peso, menor reganho e melhor resultado nas comorbidades associadas.

A perda de peso e de gordura visceral são, sem dúvida, fatores primordiais no controle da obesidade e da síndrome metabólica, uma vez que, com a diminuição efetiva da gordura abdominal, é possível reduzir resistência insulínica, glicose, triglicerídeos e pressão arterial, conseguindo, com isso, diminuir e até mesmo suspender medicamentos em uso.

Em relação ao tratamento comportamental, o método de entrevista motivacional (EM) tem ganhado destaque na área da nutrição. Como explicam Andretta et al. (2014), a EM é uma abordagem desenvolvida pelos psicólogos William Miller e Stephen Rollnick que objetiva auxiliar indivíduos no processo de mudança comportamental utilizando a motivação intrínseca e a resolução da ambivalência ante as mudanças.

Os primeiros trabalhos desenvolvidos foram descritos por Miller em 1983 e focados em pacientes dependentes de álcool, posteriormente ampliados a outros problemas de saúde, como hipertensão, diabetes, obesidade e doenças cardíacas (Rollnick; Miller; Butler, 2009).

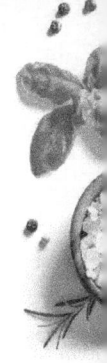

Nos estudos brasileiros, a EM vem sendo utilizada para comportamentos do espectro compulsivo (Andretta et al., 2014).

A mudança de comportamento é necessária para uma série de tratamentos, especialmente os crônicos, sendo primordial para a adesão do paciente. Entretanto, é comum o indivíduo apresentar dificuldade em seguir o tratamento e as orientações recomendadas (Borges; Porto, 2014). Essa dificuldade pode ser causada pela abordagem utilizada pelo profissional, pela ambivalência e pela desmotivação do paciente.

Rollnick, Miller e Butler (2009) afirmam que "palestras, discussões e advertências" não funcionam com indivíduos ambivalentes – conflito existente entre duas opções possíveis: querer e não querer mudar, sinalizando a necessidade de novas abordagens no processo da mudança comportamental.

Nesse contexto, a EM foi desenvolvida com o intuito de ativar a motivação e a energia do indivíduo, com base em uma postura colaborativa, evocativa e reflexiva. Essa abordagem também desmitifica a ideia de que um paciente desmotivado em nenhuma circunstância irá aderir a um determinado tratamento, visto que a motivação é maleável (Rollnick; Miller; Butler, 2009).

A EM é uma intervenção de baixo custo, com número de sessões variável e pode ser utilizada em conjunto com outras abordagens (Borges; Porto, 2014). Sua metodologia baseia-se na comunicação centrada no indivíduo e utiliza os princípios da escuta reflexiva e tomada de decisão compartilhada, sendo fundamentada em elementos de outras práticas, como a terapia centrada no cliente e terapias breves (Abeso, 2016).

Em sua aplicação, utiliza-se, de modo não linear, os estágios da mudança propostos por Prochaska et al. (1994): preponderação, ponderação, determinação, ação e manutenção.

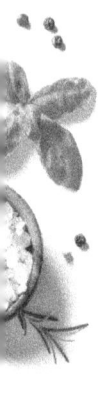

No estágio da preponderação, o indivíduo demonstra pouca ou nenhuma vontade de mudar seu comportamento, negando a existência do problema; na fase da ponderação, o problema começa a ser notado e, não obstante, a ambivalência manifesta-se; a determinação é o estágio em que o indivíduo compreende seu problema e solicita ajuda; a ação é o momento em que o paciente aplica as estratégias e as informações obtidas na fase anterior; na etapa da manutenção, busca-se a estabilidade das mudanças adquiridas.

Precisamos considerar também a recaída como parte do processo. Estudos recentes têm apresentado o potencial da EM para aumentar a prontidão à mudança em um comportamento-alvo, tendo sua eficácia comprovada em casos de dependências químicas, comorbidades psiquiátricas, hipertensão e transtornos alimentares (Andretta et al., 2014).

Na prática da nutrição clínica, podemos utilizar a EM durante as consultas, incitando mudanças comportamentais que aumentem a adesão aos diferentes tratamentos e orientações. No tratamento clínico da obesidade, o nutricionista deve analisar todos os determinantes envolvidos no caso, dado que esse ganho de peso é de origem multifatorial. Considerando que a obesidade não é um comportamento, a intervenção motivacional deve focar na identificação dos comportamentos que contribuem para esse quadro (Santos, 2009).

Além dos bons resultados no tratamento de sobrepeso, obesidade e demais patologias, o uso da EM tem se mostrado eficaz no estímulo à adesão de orientações preventivas. Em diversos ensaios, o uso da EM estimulou os pacientes a aderirem comportamentos como aumento da prática de exercícios, consumo de frutas e vegetais, redução do consumo de sódio e comprometimento com diários alimentares. Ademais, o monitoramento glicêmico também foi estimulado com o uso dessa abordagem (Rollnick; Miller; Butler, 2009).

Esses resultados mostram que a aplicabilidade da EM na nutrição clínica é viável e positiva. Entretanto, para garantir os objetivos propostos, devemos ser capacitados e treinados de forma constante. O profissional motivacional assume uma postura não confrontativa, garantindo uma parceria cooperativa com o paciente.

> **Importante!**
>
> Os quatro princípios norteadores da EM baseiam-se em: resistir, compreender, escutar e capacitar. O profissional deve **resistir** ao reflexo de querer consertar todas as problemáticas encontradas durante o tratamento, possibilitando ao paciente um momento de reflexão a respeito de suas questões pessoais; deve **compreender** as motivações intrínsecas do indivíduo, considerando suas razões e interesses; deve **escutar** o paciente com atenção, analisando sua fala e notando suas preferências; e deve **capacitar** o indivíduo, fortalecendo-o e fornecendo conhecimento. Sendo assim, o profissional designa ao paciente o papel de detentor e responsável por sua própria mudança, tornando-o sujeito ativo, e não objeto da ação (Rollnick; Miller; Butler, 2009).

Quando o nutricionista assume essa postura motivacional, sua abordagem perante o paciente se torna mais individualizada e focada, considerando todas as subjetividades abordadas durante a consulta, dado que seu papel não é somente informativo, mas também de ouvinte.

Em conjunto com o paciente, serão definidas metas a serem cumpridas de acordo com o estágio motivacional do indivíduo e da resolução da ambivalência ante as mudanças. Essa conduta fortalece a parceria profissional–paciente, garantindo mais segurança e melhor resultado na aplicabilidade do tratamento.

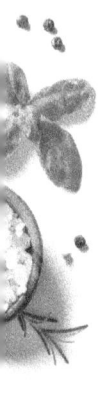

## Síntese

Vimos, neste capítulo, que o sistema endócrino é formado por um conjunto de glândulas – que podem ser exócrinas ou endócrinas – e órgãos cujo objetivo é regular diferentes funções do corpo humano e controlar os processos relacionados com a produção de hormônios. As principais doenças relacionadas são os distúrbios na tireoide, diabetes e obesidade, que atingem uma parte significativa da população, em diferentes faixas etárias.

Explicamos também diversas doenças metabólicas, como a diabetes e a obesidade, destacando a importância da avaliação criteriosa e de outros parâmetros de saúde para o tratamento destas. Além disso, abordamos como diferenciar a obesidade da síndrome metabólica, ressaltando que a presença de fatores como hipertensão arterial, dislipidemia e resistência à insulina pode agravar as complicações associadas à obesidade.

Ressaltamos que o tratamento dessas doenças é individualizado e requer uma abordagem multidisciplinar, com destaque para o acompanhamento nutricional contínuo. Como nutricionistas, desempenhamos papel primordial na elaboração de um plano alimentar adequado às necessidades de cada paciente, considerando preferências pessoais, restrições alimentares e metas.

Como ressaltamos ao longo do capítulo, o acompanhamento nutricional regular permite ajustes e orientações durante o processo, favorecendo a adoção de hábitos alimentares saudáveis e duradouros, contribuindo assim para o sucesso do tratamento.

# Questões para revisão

1. Quais são os principais objetivos da terapia nutricional para o paciente diabético?

2. Determine três orientações nutricionais para um paciente diabético e justifique sua resposta.

3. Assinale a alternativa que indica corretamente o índice de massa corporal (IMC) considerado como indicativo de obesidade:
   a) IMC abaixo de 18,5.
   b) IMC entre 18,5 e 24,9.
   c) IMC entre 25 e 29,9.
   d) IMC entre 30 e 34,9.
   e) IMC igual ou acima de 35.

4. Assinale a alternativa que indica corretamente o principal objetivo da terapia nutricional no tratamento da obesidade:
   a) Aumentar a ingestão calórica total.
   b) Promover o consumo de alimentos processados.
   c) Estimular a prática de exercícios físicos intensos.
   d) Reduzir o peso corporal e melhorar a composição corporal.
   e) Aumentar a ingestão de alimentos ricos em gorduras saturadas.

5. Assinale a alternativa que indica corretamente os critérios diagnósticos para a síndrome metabólica:
   a) Hiperglicemia isolada.
   b) Obesidade central, hipertensão arterial, dislipidemia e resistência à insulina.
   c) Níveis elevados de colesterol total.
   d) Níveis elevados de triglicerídeos, apenas.
   e) Presença de hipotireoidismo.

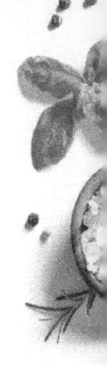

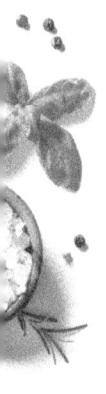

## Questão para reflexão

1. O sistema endócrino é muito importante para o organismo humano devido à produção e à secreção dos hormônios que participam do controle de praticamente todas as funções fisiológicas vitais. Nas últimas décadas, é notável o aumento significativo de doenças relacionadas a esse sistema, com destaque para diabetes, distúrbios da tireoide e obesidade. Quais são os principais fatores que contribuíram para esse aumento? Com base em sua resposta, indique como as políticas públicas de saúde podem atuar no manejo dessas doenças. Registre sua reflexão em um texto escrito e compartilhe com seu grupo de estudo.

**Capítulo 3**
# Fisiopatologia e terapia nutricional nas doenças renais

Camila Brandão Polakowski

**Conteúdos do capítulo:**

- Sistema renal.
- Patologias dos rins.
- Hemodiálise e transplante renal.

**Após o estudo deste capítulo, você será capaz de:**

1. compreender a ação dos fármacos no tratamento da hipertensão;
2. conduzir pacientes dialíticos e transplantados renais na terapia nutricional;
3. identificar as diferentes condutas nutricionais para cada paciente renal, seja ele agudo ou crônico, seja em hemodiálise ou transplantado.

A incidência das doenças renais também têm aumentado com o passar dos anos. Segundo dados da Sociedade Brasileira de Nefrologia (SBN, 2013), a prevalência da doença renal crônica (DRC) no mundo é de 7,2% para indivíduos acima de 30 anos e 28% a 46% para indivíduos acima de 64 anos. A nutrição é fundamental no manejo dessas doenças a fim de preservar as funções hidroeletrolíticas do organismo, além de prevenir a desnutrição e as possíveis intercorrências durante o manejo clínico.

## 3.1 Sistema renal

Os rins são formados por um conjunto de néfrons contidos em uma cápsula. Cada néfron é uma unidade funcional autônoma, constituído de um glomérulo, túbulos e dutos coletores. No caso de doenças que resultem em uma perda progressiva do funcionamento desse órgão, os indivíduos acometidos poderão manifestar a DRC. Em todos os casos, a terapia nutricional é de suma importância para a qualidade de vida dos pacientes e para o prognóstico positivo.

De acordo com o *Manual de nutrição e doença renal*, publicado pela Associação Portuguesa dos Nutricionistas, a doença renal afeta milhões de pessoas em todo o mundo, atingindo cerca de 10% da população mundial (Mira, 2017). A importância do apoio nutricional em todas as fases da doença é reconhecida na literatura médica, visando ao controle dos sintomas urêmicos, dos distúrbios hidroeletrolíticos e ao manejo de doenças correlacionadas, como hiperparatireoidismo secundário, desnutrição e alterações metabólicas (Mira, 2017).

O bom funcionamento dos rins é essencial para a manutenção da vida humana porque ele é responsável pelo equilíbrio da química interna de nosso corpo. Com formato semelhante ao de um grão de feijão, os dois rins pesam cerca de 150 gramas cada e estão localizados na parede posterior do abdome, logo abaixo do diafragma, um de cada lado do corpo. Eles atuam como reguladores que, seletivamente, excretam e conservam água e vários compostos químicos.

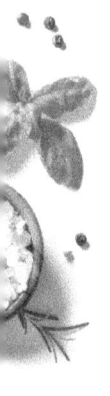

Para entendermos melhor o funcionamento dos rins, é importante conhecermos os néfrons, que são a parte funcional do órgão. Os néfrons são essenciais para a produção de urina e cada rim possui cerca de um milhão dessas unidades. Suas partes constituintes são corpúsculo renal, formado pelo glomérulo e pela cápsula de Bowman, túbulo proximal, alça de Henle e túbulo distal.

Figura 3.1 – Partes constituintes dos néfrons

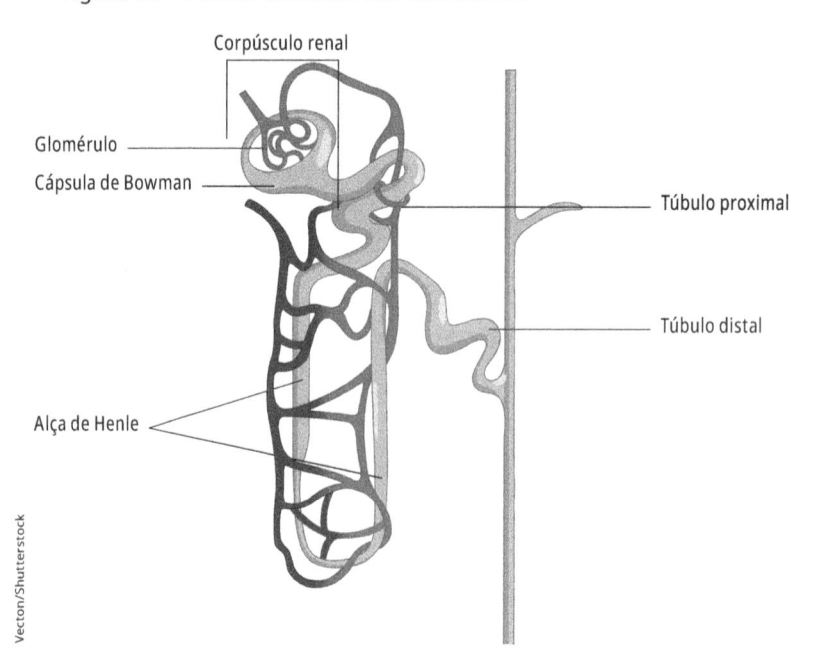

Uma das principais funções dos rins é a filtração glomerular, processo que ocorre quando o sangue arterial é conduzido sob alta pressão nos capilares do glomérulo, fazendo com que parte do plasma passe para a cápsula de Bowman. Aproximadamente 99% do que é filtrado no glomérulo é reabsorvido, ou seja, cerca de 180 litros de fluido do plasma é filtrado durante um dia e apenas 1 a 2 litros são excretados na forma de urina por dia.

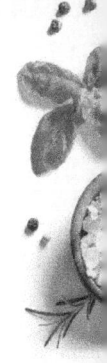

Embora sejam mais conhecidos como os responsáveis pela filtração do sangue no corpo humano, os rins também exercem outras funções complexas no organismo, como manter o balanço hídrico corporal e preservar o seu estado ácido básico. Eles são órgãos reguladores e atuam diretamente na excreção e na conservação da água, além de diferentes compostos químicos que transitam por eles.

## Importante!

Os rins também são responsáveis por excretar os produtos do metabolismo, como ureia, ácido úrico e medicamentos e atuam na produção e na secreção de hormônios, na maturação de hemácias na medula óssea e no metabolismo ósseo.

Para aferir a saúde renal e identificar as doenças que costumam acometer os rins, utilizamos o indicador da taxa de filtração glomerular (TFG), que permite medir a capacidade funcional do rim em filtrar e eliminar as substâncias tóxicas do organismo. O exame é feito com uma colheita de urina de 24 horas na qual se compara a concentração de creatinina no sangue e a que foi eliminada pela urina, considerando idade, gênero e peso do paciente.

Além da creatinina, outros marcadores endógenos têm sido estudados para avaliar a função renal, como a cistatina C, um indicador mais precoce na detecção da diminuição da filtração glomerular.

Como descrevem Zambelli et al. (2021, p. 2) na diretriz de terapia nutricional no paciente com doença renal da Sociedade Brasileira de Nutrição Parenteral e Enteral (SBNPE):

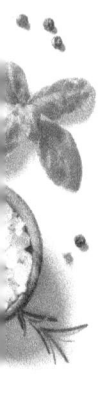

As doenças renais agudas e crônicas são altamente prevalentes e representam causas importantes de morbidade e mortalidade nos pacientes afetados por essas enfermidades. A taxa de mortalidade pode ser elevada em algumas situações, e variável de acordo com fatores etiológicos e estado clínico. Assim, a abordagem nutricional desses pacientes é complexa, pois eles representam um grupo heterogêneo, com características metabólicas e necessidades nutricionais distintas.

Sendo assim, a identificação do diagnóstico correto e da fase da doença é essencial para entendermos as especificidades de cada caso e definir a abordagem nutricional, visto que ela dependerá de cada etapa e do tratamento escolhido da doença

## 3.2 Fisiopatologia dos rins

Como já citamos, os rins são formados por um conjunto de néfrons contidos por uma cápsula. Cada néfron é uma unidade funcional autônoma, composta de um glomérulo, túbulos e dutos coletores.

Os glomérulos são constituídos por enovelado de capilares envoltos pela cápsula de Bowman, cuja função é filtrar cerca de 180 litros de fluidos que circulam no organismo todos os dias. Em seguida, o túbulo proximal, a alça de Henle e o túbulo distal modificam o ultrafiltrado glomerular e geram urina, cuja composição e volume devem ser adequados à ingestão diária de água e de solutos.

### 3.2.1 Injúria renal aguda e doença renal aguda

Quando há a perda progressiva da capacidade do rim de remover os produtos de degradação metabólica e desempenhar as demais funções reguladoras já citadas, temos uma condição de insuficiência renal, que pode se manifestar de forma aguda ou crônica. Nesses casos, as substâncias que seriam eliminadas pela urina acumulam-se na corrente sanguínea e, em casos mais graves, podem provocar alterações irreversíveis no sistema endócrino, além de resultar em distúrbios hidroeletrolíticos (Ribeiro et al., 2008).

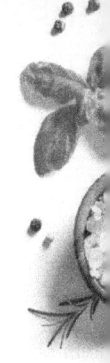

As principais diferenças entre a forma aguda e a crônica da doença são a TFG e o período de manifestação dos sinais e sintomas. Como exemplo, no caso da DRC avançada, é possível verificar uma taxa de filtração abaixo de 15 ml/min. Para esses pacientes, o tratamento indicado é a terapia renal substitutiva, que pode ser feita pela hemodiálise, pela diálise peritoneal e pelo transplante renal.

Outra doença que acomete os rins é a injúria renal aguda (IRA), caracterizada pelo rápido e repentino da função renal. Os pacientes com IRA comumente apresentam um aumento da creatinina sérica e oligúria, porém ressaltamos que os sintomas podem ocorrer de diferentes formas.

Pelo fato de frequentemente ser causada por enfermidade grave, a taxa de mortalidade de IRA é extremamente alta e pode variar de 10% a 80%, de acordo com o estado geral dos pacientes e os fatores etiológicos.

Na Tabela 3.1, detalhamos a classificação da DRC com base no estágio e na TFG dos indivíduos.

Tabela 3.1 – Classificação da DRC

| Estágio | TFG (ml/min/1,73 m²) |
|---------|----------------------|
| 1       | ≥ 90                 |
| 2       | 60-89                |
| 3a      | 45-59                |

*(continua)*

*(Tabela 3.1 - conclusão)*

| Estágio | TFG (ml/min/1,73 m²) |
|---------|----------------------|
| 3b      | 30-44                |
| 4       | 15-29                |
| 5       | < 15                 |

Fonte: Brasil, 2014, p. 14.

A IRA é uma subcategoria da doença renal aguda (DRA), que corresponde à perda da função renal em até três meses. As terapias utilizadas para esses pacientes incluem diálise e transplante renal, conforme veremos adiante (Brasil, 2014).

Trata-se de uma síndrome caracterizada por perda abrupta das funções renais e pela redução da taxa de filtração glomerular, ocasionando acúmulo de metabólitos, toxinas e medicamentos na corrente sanguínea. Quando esse acúmulo de substâncias tóxicas é detectado laboratorialmente pela elevação da creatinina e pela ureia séricas, o rim já perdeu mais de metade da sua capacidade de filtração glomerular, ou seja, já houve perda funcional de mais de 50% dos seus glomérulos.

Nos casos em que a IRA permanece por mais tempo, identificamos como DRC. De acordo com as diretrizes da Kidney Disease: Improving Global Outcomes (Kdigo), publicadas em 2012, constitui-se IRA quando há a presença dos seguintes fatores: aumento da creatinina sérica igual ou maior do que 0,3 mg/dl em 48 horas; aumento da creatinina sérica igual ou maior do que 1,5 vezes o valor basal; ou um volume urinário menor do que 0,5 ml/kg/h por seis horas.

É frequente o diagnóstico de IRA em pacientes hospitalizados e em unidades de terapia intensiva (UTIs). Sua etiologia está relacionada com glomerulopatias, obstrução pós-renal, embolia, nefrotoxicidade e sepse. A sepse aparece como principal causa de IRA no ambiente hospitalar e apresenta amplo espectro de sintomas e eventos. Também a hiperpotassemia é uma complicação comum de risco nesses pacientes (Mahan; Escott-Stump; Raymond, 2018).

## 3.2.2 Doença renal crônica

A DRC é uma patologia frequente, caracterizada por uma lesão renal que conduz à perda progressiva e irreversível da função dos rins. O diagnóstico pode ser constatado com a diminuição do débito de filtração glomerular para valores inferiores a 60 ml/min/1,73 m$^2$, por um período superior a três meses (Kdigo, 2012). Alguns pacientes apresentam suscetibilidade aumentada para DRC e são considerados grupos de risco, como hipertensos, diabéticos, idosos, cardiopatas e indivíduos em uso de medicações nefrotóxicas.

O tratamento dessa doença requer o reconhecimento de aspectos distintos, porém relacionados, que englobam a doença de base, o estágio da doença, a velocidade da diminuição da filtração e a identificação de possíveis complicações (Bastos; Bregman; Kirsztajn, 2010).

## 3.2.3 Processos de terapia renal

As modalidades de terapia de substituição renal para suprir as funções dos rins em pacientes com falência da função renal, aguda ou crônica, são a diálise peritoneal, a hemodiálise e o transplante renal, sobre os quais trataremos a seguir.

A **diálise peritoneal** (DP) é uma técnica que utiliza o peritônio como um "filtro" do próprio organismo, com o objetivo de retirar as substâncias nocivas pela membrana peritoneal (Daugirdas; Blake;

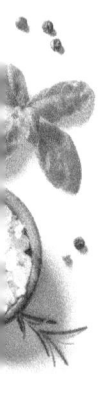

Ing, 2007). Essa terapia renal substitutiva é feita com a implantação de um cateter que possibilita a remoção dos solutos e da água, como uma superfície de troca com a membrana peritoneal.

Na prática clínica, é possível realizar a DP de duas formas: a primeira, manualmente, também conhecida como *diálise peritoneal ambulatorial contínua*; e a segunda, de forma automatizada, também conhecida como *diálise peritoneal mecânica*. No primeiro caso, o procedimento consiste na troca de três a quatro vezes por dia da solução da diálise; no segundo, o procedimento conta com o auxílio de uma máquina que permite a troca da solução durante o período noturno, sem causar incômodo ao paciente.

Conforme veremos adiante, ao calcular a dieta para pacientes em DP, é importante considerar o valor calórico da bolsa da solução (Andreoli; Totoli, 2020).

A **hemodiálise** é outro processo de terapia renal substitutiva e, provavelmente, o mais conhecido. Consiste na retirada do sangue do paciente para uma máquina que o filtrará e limpará. Esse método auxilia na manutenção da pressão arterial em níveis adequados e na concentração ideal de sódio, potássio, ureia e creatinina, substâncias mais sensíveis a alterações da função renal.

Em situações mais temporárias, o procedimento é feito pela inserção de um cateter; em situações permanentes, o acesso é vascular, por meio de uma fístula arteriovenosa (FAV), inserida cirurgicamente no paciente a fim de posicionar uma agulha e fazer a punção para retirada do sangue para a máquina de hemodiálise.

A duração de cada sessão de hemodiálise tem tempo estimado de quatro horas e a frequência dependerá de cada paciente, podendo ser diária em casos mais graves. Ressaltamos que os cuidados necessários com a alimentação devem ser orientados previamente, por isso o ideal é acompanhar o paciente desde a colocação da FAV, que pode acontecer de dois a três meses antes da primeira sessão.

As quatro principais modalidades de hemodiálise estão descritas a seguir (Andreoli; Totoli, 2020):

- **Hemodiálise convencional:** Feita em sessões de até quatro horas, com frequência de três vezes na semana. Comumente, ocorre a remoção de até cinco litros de fluidos em cada sessão. A desvantagem é que, nesses casos, o paciente permanece longos períodos sem a terapia, em função dos finais de semana.
- **Hemodiálise diária:** É um dos métodos que menos provoca intercorrências durante as sessões, que podem ocorrer de seis a sete vezes por semana, com duração variável. Cada paciente terá uma recomendação diferente, geralmente, baseada no estágio da doença e nos dados antropométricos. Essa técnica garante bons resultados na redução da pressão arterial e na prevenção de complicações da doença renal.
- **Hemodiálise noturna:** Tem como principal vantagem a melhora na qualidade de vida dos pacientes e menor interrupção na rotina normal desses indivíduos. A diferença entre essa modalidade e a hemodiálise convencional é a frequência e o tempo de duração por sessão. Para o procedimento noturno, recomenda-se realizar três sessões por semana, com duração de até oito horas cada.
- **Hemodiálise domiciliar:** É indicada para indivíduos com dificuldade de acesso aos centros de diálise e/ou que precisariam se locomover até os centros com muita frequência. Nessa modalidade, é importante verificar as condições de moradia do paciente e de sua família, além de orientar adequadamente sobre os cuidados necessários com o procedimento. As sessões, geralmente, são realizadas de seis a sete dias por semana.

O **transplante renal** é recomendado, geralmente, em estágios mais avançados da doença, dependendo de diferentes variáveis do paciente. Como afirmam Mendonça et al. (2014, p. 288): "O transplante renal é a melhor opção terapêutica para pacientes com doença renal crônica. O procedimento cirúrgico é relativamente simples e após o transplante são necessárias ações importantes tais como o uso de medicamentos imunossupressores e o acompanhamento ambulatorial".

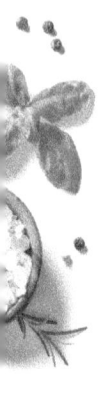

O rim transplantado pode ser de um doador vivo ou de um falecido. Assim como em outros transplantes e cirurgias de grande porte, a terapia nutricional adequada no pré e no pós-operatório é essencial, principalmente no que diz respeito à garantia da oferta adequada de macro e micronutrientes. Nesse manejo, a equipe multidisciplinar atuará para reduzir a possibilidade de infecção hospitalar e tornar factível a cicatrização ideal, aspecto para o qual o aporte proteico tem grande relevância.

## 3.3 Triagem, avaliação e terapia nutricionais

As evidências científicas não sugerem um instrumento de triagem específico para pacientes com doenças renais. Na prática clínica, comumente, os profissionais utilizam o instrumento de triagem de desnutrição, conhecido como MST (*Malnutrition Screening Tool*), por ser um instrumento simples e independente de tipo da doença, idade ou local de aplicação.

Ressaltamos que não há indicador isolado para diagnóstico de desnutrição. Assim, para que possamos iniciar a terapia nutricional adequada e definir as metas terapêuticas, devemos avaliar o estado nutricional com a combinação de diferentes métodos, como dados antropométricos, exames bioquímicos, relato do paciente, exame físico e dados clínicos.

## Para saber mais

A diretriz publicada em 2021 pela Sociedade Brasileira de Nutrição Parenteral e Enteral (SBNPE), também conhecida por sua sigla em inglês Braspen (Brazilian Society of Parenteral and Enteral Nutrition), sobre terapia nutricional no paciente com doença renal é de extrema importância porque fornece uma base sólida e norteadora para o manejo e o tratamento de diversas condições de saúde. Ela engloba as evidências científicas mais recentes disponíveis, resultantes de estudos e pesquisas que foram conduzidos com rigor metodológico. Ao seguir essa diretriz, os profissionais de saúde têm a garantia de adotar práticas embasadas em dados concretos, levando em consideração a eficácia, a segurança e a eficiência dos tratamentos propostos. Além disso, as diretrizes também buscam incorporar a individualidade de cada paciente, considerando fatores como idade, sexo, comorbidades e preferências pessoais.

ZAMBELLI, C. M. S. F. et al. Diretriz Braspen de terapia nutricional no paciente com doença renal. **Braspen Journal**, v. 36, n. 2, supl. 2, p. 2-22, 2021. Disponível em: <https://www.asbran.org.br/storage/downloads/files/2021/07/diretriz-de-terapia-nutricional-no-paciente-com-doenca-renal.pdf>. Acesso em: 26 maio 2023.

A nutrição tem papel importante na prevenção das lesões renais e no manejo das doenças em todos os estágios identificados, reduzindo a progressão da doença e adiando a necessidade de diálise. Os objetivos da terapia nutricional devem ser tratar a doença de base, manter o estado nutricional e metabólico, manter os equilíbrios ácido básico, mineral e hidroeletrolítico, apoiar as funções renais e de outros sistemas orgânicos, prevenir dano adicional e auxiliar na recuperação dos rins, se possível.

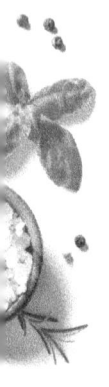

No caso de pacientes transplantados, o objetivo está relacionado ao controle de peso corporal e de problemas associados (Barbosa; Salomon, 2013).

Independentemente da fase da doença, a terapia nutricional afeta positivamente o prognóstico dos pacientes. Porém, para que isso ocorra, os profissionais envolvidos no processo devem planejar e monitorar adequadamente a terapia nutricional, além de definir as necessidades nutricionais precocemente.

Importante considerarmos, como já citamos, que a perda da função renal provoca o acúmulo de certas substâncias no organismo, como é o caso de potássio, fósforo e sódio. Dessa forma, durante o tratamento nutricional, algumas restrições alimentares são necessárias. Na Tabela 3.2, descrevemos as principais evidências e objetivos da terapia nutricional de acordo com o estágio e o tratamento da doença.

Tabela 3.2 – Terapia nutricional de acordo com o estágio da doença renal

| Fase não dialítica | Objetivo: retardar o ritmo da progressão da doença e atenuar as manifestações da síndrome urêmica e as complicações metabólicas. Dieta restrita em proteínas.<br>Energia: 30-35 kcal/kg do peso atual ou ideal<br>Proteína: 0,6-0,8 g/kg de peso atual<br>Carboidratos: 50-60%<br>Lipídios: 30-35%<br>Potássio: 50-75 mEq<br>Cálcio: 1.400 a 1.600 mg<br>Fósforo: 750 mg<br>Sódio: 2.000 a 2.300 mg |
|---|---|

*(continua)*

*(Tabela 3.2 - continuação)*

| | |
|---|---|
| **Hemodiálise** | Objetivo: recuperar e manter o estado nutricional; minimizar o catabolismo proteico; manter o equilíbrio ácido básico, hidroeletrolítico, de minerais e vitaminas; e melhorar o prognóstico do paciente.<br>Energia: 30-35 kcal/kg<br>Proteína em repleção: 1,2-1,4 g/kg<br>Carboidratos: 50-60%<br>Lipídios: 25-35%<br>Fibras: 20-30 g<br>Líquido: 500-1.000 ml + diurese de 24 horas<br>Sódio: 2.000-2.300 mg<br>Potássio: 1.950-2.730 mg<br>Fósforo: 800-1.200 mg<br>Cálcio: ≤ 2.000 mg<br>Ferro: 8 mg (homens); 15 mg (mulheres) |
| **Diálise peritoneal** | Atenção: sob o ponto de vista nutricional, há desvantagens decorrentes, principalmente, da absorção contínua de glicose e da perda importante de proteínas – aproximadamente 100 g-200 g de glicose são absorvidos durante 24 horas na diálise, o que corresponde a 400 a 750 kcal/dia.<br>Energia: 30-35 kcal/kg peso atual ou ideal (dieta + dialisato)<br>Proteína: 1,2-1,3 g/kg de peso atual<br>Carboidratos: 35%<br>Lipídios: 30-35%<br>Fibras: 20-25 g<br>Sódio: 1.000-4.000 mg<br>Fósforo: 1.000-1.200 mg, ou ≤ 17 mg/kg<br>Cálcio: < 1.000 mg<br>Ferro: 8 mg (homens); 15 mg (mulheres) |

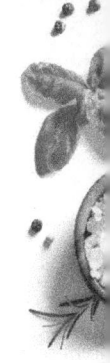

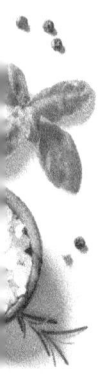

*(Tabela 3.2 – conclusão)*

| | |
|---|---|
| **Injúria renal aguda** | Objetivo: retardar o ritmo da progressão da doença e atenuar as manifestações da síndrome urêmica e as complicações metabólicas.<br>Energia<br>Estresse leve: 30-35 kcal/kg peso atual ou ideal<br>Estresse moderado: 25-30 kcal/kg peso atual ou ideal<br>Estresse grave: 20-25 kcal/kg peso atual ou ideal<br>Proteína<br>Estresse leve: 0,6-1,0 g/kg de peso atual<br>Estresse moderado, com terapia de reposição renal: 1,0-1,5 g/kg de peso atual<br>Estresse grave, com terapia de reposição renal: 1,3-1,8 g/kg de peso atual<br>Carboidratos: 2,0-5,0 g/kg de peso atual<br>Lipídios: 0,7-1,5 g/kg de peso atual, ou 30%<br>Líquido: 500-750 ml + diurese de 24 horas + outras perdas |
| **Doença renal crônica** | Energia: 30-35 kcal/kg peso atual ou ideal<br>Proteína: 0,6-0,8 kcal/kg peso atual ou ideal<br>Carboidratos: 50-60 kcal/kg peso atual ou ideal<br>Lipídios: 30-35 kcal/kg peso atual ou ideal<br>Fibras: altamente benéficas porque ajudam a reduzir o pico hiperglicêmico e a constipação associada com risco de hipercalemia e piora da uremia. |
| **Transplante** | Objetivo: controlar o balanço de fluidos e eletrólitos e a ingestão de proteínas e calorias.<br>Energia imediato: 30-35 kcal/kg peso atual ou ideal<br>Proteína imediato: 1,3-1,5 kcal/kg peso atual ou ideal<br>Carboidratos: 50-60%<br>Lipídios: 30-35%<br>Cálcio: 800-1.500 mg<br>Fósforo: 1.200-1.500 mg<br>Sódio: 1.000-3.000 mg |

Fonte: Elaborada com base em Hortegal; Dias, 2015.

Ressaltamos que a conduta dietoterápica deve ser definida somente após a escolha do tratamento clínico. Dessa forma, podemos segmentar as recomendações em dois grupos: 1) orientações para pacientes em tratamento conservador e 2) orientações para pacientes em diálise.

A terapia nutricional renal conservadora é uma abordagem dietética que visa preservar a função renal e minimizar a progressão de doenças renais. Essa terapia é baseada na moderação do consumo de certos nutrientes, como sódio, potássio, fósforo e proteínas, para reduzir a sobrecarga nos rins e controlar os níveis dessas substâncias no organismo.

Alimentos preferíveis incluem frutas e vegetais com baixo teor de potássio, como maçãs, pêssegos, brócolis e cenouras, bem como alimentos com baixo teor de sódio, como carnes magras, peixes, ovos e grãos integrais.

O nutricionista deve orientar a paciente a evitar alimentos ricos em potássio, como bananas, laranjas, tomates e batatas, ou consumi-los com moderação. Além disso, alimentos ricos em fósforo, como laticínios, frutos do mar e refrigerantes, também devem ser limitados na dieta.

Como a terapia nutricional renal conservadora é individualizada, deve ser orientada por um nutricionista ou por um médico especialista em nefrologia.

## Importante!

Dificilmente, na nutrição, encontraremos algum alimento proibido. Geralmente, os profissionais utilizam os termos *preferível* e *evitável*. Porém, ao falar da doença renal, é importante ressaltar que a ingestão de carambola ou de seus produtos é extremamente proibida em todos os estágios da doença. A razão da proibição é a presença de uma neurotoxina nessa fruta que, normalmente, é depurada pelo rim, porém, para esses pacientes, há o grande risco de se acumular, podendo levar o indivíduo à morte.

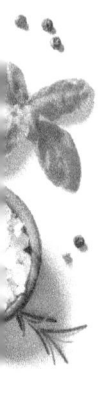

A terapia nutricional para pacientes em diálise é essencial para garantir um adequado suporte nutricional, manter o equilíbrio de nutrientes e minimizar complicações associadas à doença renal. Essa terapia requer uma abordagem individualizada, levando em consideração a condição clínica do paciente, o estágio da doença renal e as necessidades nutricionais específicas.

Diferentemente da terapia conservadora, na qual é necessário limitar a ingestão de determinados nutrientes, como proteínas, fósforo e potássio, a terapia nutricional para pacientes em diálise deve garantir um aporte adequado desses nutrientes, uma vez que a diálise remove resíduos e substâncias indesejadas do sangue.

Alimentos ricos em proteínas de alto valor biológico, como carnes magras, peixes, ovos e laticínios com baixo teor de fósforo, são preferíveis para suprir as necessidades proteicas e manter a saúde muscular.

Devem ser evitados ou consumidos com moderação alimentos ricos em fósforo, como refrigerantes, alimentos processados, queijos amarelos e frutas secas, devido à dificuldade de excreção renal desses compostos.

Além disso, a restrição de potássio também pode ser necessária, limitando-se o consumo de alimentos como bananas, laranjas, tomates, batatas e abacates.

## 3.3.1 Recomendações nutricionais na injúria renal aguda

As recomendações nutricionais na IRA irão variar conforme os indivíduos, principalmente no que tange ao estágio da doença e às características antropométricas. De acordo com a *Diretriz Braspen de terapia nutricional no paciente com doença renal*, a recomendação de energia para pacientes com IRA é de 20-30 kcal/kg/dia de peso seco ou ideal, e a recomendação de proteína é de 1,5 g/kg/dia (Zambelli et al., 2021).

O manejo de eletrólitos de pacientes com IRA deve ser individualizado, de acordo com os níveis séricos. A necessidade de reposição depende de resultados séricos de cada paciente e de cada eletrólito. Com relação aos micronutrientes, alguns pacientes poderão se beneficiar de suplementação de vitaminas, porém é necessário monitorar cuidadosamente devido ao alto risco de toxicidade.

Ainda de acordo com a diretriz: "As necessidades de vitaminas e de oligoelementos de pacientes com IRA dependem do grau de catabolismo, da fase da doença, do volume urinário, da presença de perdas por fístulas, drenos, sondas, feridas, queimaduras e outros, e do tempo de jejum ou desnutrição prévia" (Zambelli et al., 2021, p. 10).

As principais recomendações nutricionais para pacientes com IRA estão listadas na Tabela 3.3.

Tabela 3.3 – Recomendações nutricionais para pacientes com IRA

| Recomendações diárias de nutrientes para pacientes com IRA | |
|---|---|
| Energia (kcal/kg de peso atual ou ideal, em caso de obesidade) | Estresse leve: 30-35<br>Estresse moderado: 25-30<br>Estresse grave: 20-25 |
| Proteínas (g/kg de peso atual ou ideal) ou aminoácidos essenciais e não essenciais | Estresse leve: 0,6-1,0<br>Estresse moderado, com terapia de reposição renal: 1,0-1,5<br>Estresse grave, com terapia de reposição renal: 1,3-1,8; 3-5 (máximo 7), ou 45%-60% |
| Carboidratos (g/kg de peso atual ou ideal) | 0,8-1,2 ou 20% (sepse)-35% |
| Lipídios (g/kg de peso atual ou ideal)<br>Líquido (ml) | 500-750 + diurese de 24 h + outras perdas (ex.: dreno, vômito, fístulas) |

Fonte: SBNPE; SBCM; Abran, 2011, p. 8.

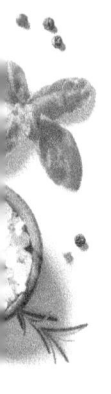

Ressaltamos que as evidências científicas apontam que o estado nutricional dos indivíduos com IRA está diretamente relacionado com o prognóstico da doença. Os pacientes podem apresentar hipercatabolismo durante a doença devido "à gliconeogênese acelerada, à hiperglicemia, à resistência insulínica, à alteração da lipólise, à acidose, à liberação hepática de proteínas de fase aguda, ao balanço nitrogenado negativo, às perdas decorrentes da doença de base e da terapia de reposição renal, quando indicada" (SBNPE; SBCM; Abran, 2011).

## 3.3.2 Recomendações nutricionais na doença renal crônica

O principal objetivo da terapia nutricional na fase não dialítica da DRC é retardar o ritmo da progressão da doença. A nutrição, portanto, deverá atenuar as manifestações da síndrome urêmica e reduzir complicações metabólicas e hormonais. Além disso, manter ou recuperar o estado nutricional deve ser uma das principais metas definidas pelos profissionais da nutrição.

As recomendações nutricionais irão variar de acordo com cada paciente. Sabemos, porém, que é adequado um fornecimento de energia de 25-35 kcal/kg/dia e de proteína de 0,6-0,8 g/kg/dia para pacientes metabolicamente estáveis. Para pacientes em estágio mais avançado, é comum que encontremos dificuldades para a prescrição exata de proteínas e energia, em razão da carência de evidências e orientações padrão ouro na área.

Apesar de muito se falar sobre restrição de proteínas, essa recomendação não deve ser feita para todos os pacientes. No caso de indivíduos catabólicos e com doenças infecciosas, a restrição de proteínas não é orientada. Pelo contrário, a redução desse macronutriente poderá acarretar mais complicações, aumentar o risco de mortalidade e tornar o paciente mais suscetível ao desenvolvimento de um quadro de desnutrição.

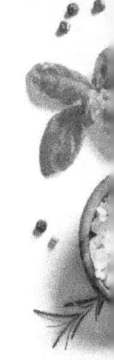

Ressaltamos que alguns pacientes podem se beneficiar de suplementação, porém, assim como em indivíduos saudáveis, a prescrição e a orientação serão feitas considerando seus aspectos individuais.

Na Tabela 3.4, listamos as principais recomendações nutricionais para esses pacientes.

Tabela 3.4 - Recomendações nutricionais na DRC

| Recomendações diárias de nutrientes para pacientes na fase não dialítica da DRC | |
| --- | --- |
| Energia (kcal/kg de peso atual ou ideal, em caso de obesidade ou muito baixo peso) | 30 a 35 |
| Proteínas (g/kg de peso atual) | 0,6-0,8 |
| Fósforo (mg) | Em torno de 800, ou 10 a 12 mg/kg |
| Cálcio (mg) | Individualizado para cálcio, fósforo e PTH séricos; 1.000-1.200 |
| Sódio (mg) | 1.000-2.300 |
| Potássio (mg) | Individualizado; geralmente não restrito, ou restrição de 1.000-3.000 |

* PTH: hormônio da paratireoide

Fonte: SBNPE; Abran, 2011b, p. 7.

O acompanhamento por um nutricionista é muito importante para os pacientes renais, pois a mudança nos hábitos alimentares diminui a evolução da doença e, consequentemente, minimiza suas complicações, que podem ser irreversíveis.

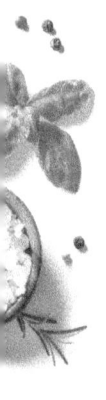

## 3.3.3 Recomendações nutricionais no transplante renal

De acordo com a *Diretriz Braspen de terapia nutricional no paciente com doença renal*:

> A recomendação de energia e nutrientes depende do período do TR [transplante renal]. A recomendação média de energia é de 25-35 kcal/ kg/dia. No TR imediato e em caso de rejeição aguda do enxerto, a recomendação de proteínas é de 1,3-1,5 g/kg de peso atual ou ideal. No pós-TR tardio, a recomendação é em torno de 0,8 g/kg/dia. A restrição de 0,6 g/kg/dia pode ser considerada em caso de rejeição crônica. (Zambelli et al., 2021, p. 18)

O principal objetivo do nutricionista irá variar conforme as etapas do procedimento, porém o consenso de todas elas é o de prevenir a desnutrição e possíveis intercorrências. Em relação à fase do pós-operatório imediato, o profissional atuará no monitoramento de possíveis distúrbios hidroeletrolíticos, corrigindo a hidratação e proporcionando a concentração ideal de substâncias na corrente sanguínea, com ênfase em potássio, fosforo e sódio, por exemplo.

Nessa etapa, os pacientes podem se beneficiar de suplementos hiperproteicos contendo arginina, zinco e selênio. Por fim, na fase do pós-transplante tardio, as metas nutricionais serão voltadas para restabelecer ou manter o estado nutricional adequado dos indivíduos, além de prevenir possíveis alterações no metabolismo dos carboidratos e lipídios, como as doenças cardiovasculares.

## Síntese

Como vimos neste capítulo, as doenças renais compreendem uma variedade de condições que afetam a função dos rins, incluindo a insuficiência renal crônica, a doença renal policística, a glomerulonefrite e outras.

Para pacientes em tratamento conservador, a terapia nutricional visa, portanto, controlar a progressão da doença e manter a função renal, incluindo restrições em alguns nutrientes como proteínas, sódio, fósforo e potássio.

Para pacientes em tratamento dialítico, como vimos, a terapia nutricional deve compensar as perdas nutricionais decorrentes da diálise e promover um equilíbrio adequado de nutrientes, como proteínas, vitaminas e minerais.

É essencial conscientizar esse paciente para seguir a dieta corretamente, pois isso ajudará a reduzir os sintomas, melhorar a qualidade de vida e retardar a progressão da doença renal. Além disso, é necessário destacar para o paciente que a dieta adequada é importante no controle da pressão arterial, no equilíbrio de eletrólitos e na prevenção de complicações relacionadas à doença renal.

## Questões para revisão

1. Qual é a recomendação de caloria e de proteína para o paciente em transplante renal imediato?

2. Qual é a recomendação de caloria e de proteína para o paciente com IRA?

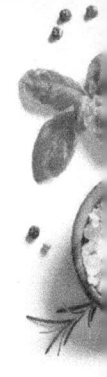

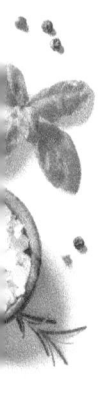

3. Assinale a alternativa que indica corretamente a principal função da terapia nutricional no tratamento de doenças renais:
   a) Reduzir a pressão arterial.
   b) Controlar a progressão da doença renal.
   c) Prevenir a formação de cálculos renais.
   d) Promover a perda de peso.
   e) Aumentar a função renal.

4. Assinale a alternativa que indica corretamente os alimentos preferíveis em uma dieta para doenças renais:
   a) Carnes vermelhas e embutidos.
   b) Leite integral e derivados.
   c) Frutas e vegetais frescos.
   d) Alimentos processados e *fast food*.
   e) Carnes vermelhas e leite integral.

5. Assinale a alternativa que indica corretamente os nutrientes que devem ser cuidadosamente controlados em uma dieta para doenças renais:
   a) Cálcio e vitamina D.
   b) Ferro e ácido fólico.
   c) Proteínas e potássio.
   d) Gorduras saturadas e colesterol.
   e) Carboidratos e fibras.

## Questão para reflexão

1. Em alguma fase do tratamento renal é necessário controlar o potássio. Além de consumo de alimentos com baixo teor de potássio, é possível sugerir para o paciente manejo durante o preparo. Faça essa orientação e justifique a sua abordagem.

**Capítulo 4**
# Fisiopatologia nas alergias alimentares

Ana Paula Garcia Fernandes dos Santos

## Conteúdos do capítulo:

- Fisiologia do sistema imunológico e reação alérgica.
- Etiologia e fatores de risco.
- Alérgenos e aditivos alimentares.
- Tratamento nutricional das alergias alimentares.

## Após o estudo deste capítulo, você será capaz de:

1. compreender o funcionamento do sistema imunológico e a resposta aos alérgenos;
2. reconhecer as alergias, suas possíveis causas e a forma de tratá-las nutricionalmente;
3. identificar alimentos alérgenos.

As alergias e intolerâncias alimentares se destacaram no século XXI, principalmente, em razão do aprimoramento dos métodos de diagnóstico. As alergias estão relacionadas ao sistema imune e as intolerâncias podem ocorrer por diferentes mecanismos e fatores metabólicos. Diversas associações têm sido criadas para garantir o direito desses pacientes, principalmente no que diz respeito à produção de alimentos descontaminados e à legislação de rotulagem de alimentos.

## 4.1 Definição

Alergia alimentar (AA) é a nomenclatura utilizada para a doença resultante de uma reação adversa após a ingestão/o contato de determinados alimentos que envolve mecanismos imunológicos e imunoglobulina E (IgE), mediados ou não. Essa resposta imunológica adversa não ocorre em outras reações, como intolerância alimentar, reações farmacológicas e reações mediadas por toxinas.

As reações de hipersensibilidade aos alimentos podem ser classificadas como:

- **Mediadas por IgE:** Formação de anticorpos específicos da classe IgE com manifestações cutâneas, gastrointestinais, respiratórias e sistêmicas.
- **Reações mistas (mediadas por IgE e células):** Decorrentes de mecanismos mediados por IgE, com participação de linfócitos T e de citocinas pró-inflamatórias.
- **Reações não mediadas por IgE:** Reações citotóxicas, reações por imunocomplexos e hipersensibilidade mediada por células.

As doenças classificadas como *alergia alimentar* são consideradas um problema de saúde pública, com aumento significativo de sua prevalência nas últimas décadas. De acordo com o Consenso Brasileiro sobre Alergia Alimentar, publicado pela Associação Brasileira de Alergia e Imunologia em 2018:

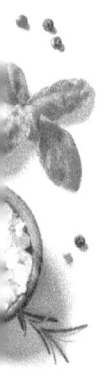

> Os dados sobre a prevalência de alergia alimentar, ao redor do mundo, são conflitantes e variáveis a depender de: idade e características da população avaliada (cultura, hábitos alimentares, clima), mecanismo imunológico envolvido, método de diagnóstico (autorreferido, questionário escrito, testes cutâneos, determinação de IgE sérica específica ou testes de provocação oral), tipo de alimento, regiões geográficas, entre outros. (Solé et al., 2018, p. 9)

Suas características e manifestações variam de paciente para paciente, sendo o diagnóstico mais frequente nos primeiros anos de vida. Algumas reações ocorrem logo após a ingestão, porém, em determinados casos, podem aparecer de forma tardia, dificultando que os indivíduos e seus familiares constatem seu surgimento. A alergia alimentar por leite de vaca, ovo, trigo e soja, por exemplo, tende a desaparecer, geralmente, na infância.

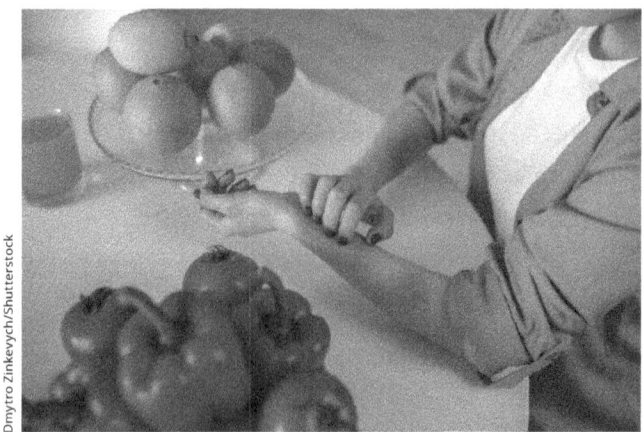

Figura 4.1 – Manifestação de alergia alimentar (coceira)

Dmytro Zinkevych/Shutterstock

Entre os fatores de risco elucidados, destacamos dados genéticos, gênero, etnia, mudanças na dieta e exposição a alérgenos alimentares. Ressaltamos que, em indivíduos saudáveis, a ingestão de alimentos determina um estado de tolerância, fato que não ocorre em indivíduos suscetíveis a alergias. As manifestações cutâneas e gastrointestinais são as mais frequentes em casos de alergias alimentares.

No Quadro 4.1, estão descritas as principais manifestações da alergia alimentar.

Quadro 4.1 – Manifestações da alergia alimentar

| | |
|---|---|
| Urticária | Irritação cutânea caracterizada por lesões avermelhadas e levemente inchadas, como vergões. Presença de eritema, pápulas e prurido cutâneo. |
| Angioedema | Inchaço de áreas de tecido subcutâneo. Presença de edema de pálpebras, lábios, língua, bolsa escrotal, mãos e pés. |
| Dermatite atópica | Manifestação alérgica mais pruriginosa, podendo levar a escoriações e assumindo uma distribuição característica em dobras. |
| Trato gastrointestinal | Manifestações como diarreia, vômitos, náuseas e distensão abdominal. |
| Anafilaxia | Reação alérgica generalizada, de instalação rápida e que pode ser fatal. |
| Hipotensão | Pressão arterial em níveis baixos que podem provocar sintomas como tonturas e desmaios. |

Os alérgenos alimentares comumente são compostos por glicoproteínas hidrossolúveis. Como tratamento, além da interrupção do alimento envolvido, é necessário fazer o manejo dos sintomas desencadeados. Os casos mais graves podem, inclusive, levar à hospitalização, dependendo do alívio ou não dos sintomas.

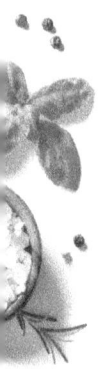

Figura 4.2 – Alergias alimentares: sinais e sintomas

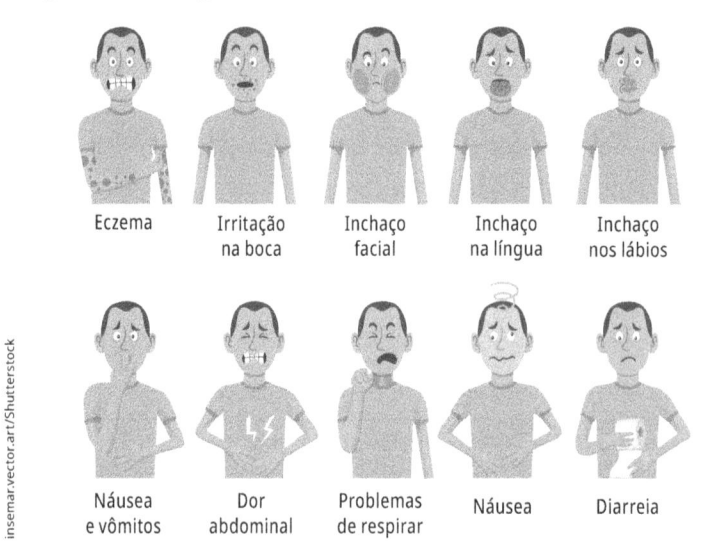

| Eczema | Irritação na boca | Inchaço facial | Inchaço na língua | Inchaço nos lábios |
| Náusea e vômitos | Dor abdominal | Problemas de respirar | Náusea | Diarreia |

insemar.vector.art/Shutterstock

A base do tratamento da alergia alimentar é a exclusão dos alérgenos alimentares responsáveis, evitando o desencadeamento dos sintomas, a progressão da doença e a piora das manifestações alérgicas.

## 4.2 Diagnóstico e tratamento

A alergia alimentar deve ser sempre diagnosticada por um médico alergista, profissional que analisará toda a história do paciente, fará o exame físico e, se achar necessário, pedirá exames complementares para auxiliar no diagnóstico.

Os testes cutâneos de contato com alimentos testam as reações tardias. Os testes *in vitro* fazem a dosagem da IgE específica para os alimentos suspeitos. Listamos, a seguir, os principais testes utilizados para o correto diagnóstico das alergias alimentares:

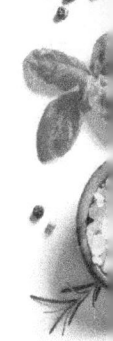

- **Teste cutâneo:** Teste feito com pequenas quantidades do alimento que são colocadas sobre a pele.
- **Exame de sangue:** Coleta de amostra de sangue para medição da presença de IgE específica para alimentos.
- **Teste de contato atópico:** Teste cutâneo em que são colocadas, na pele, amostras dos alimentos suspeitos de causar reações alérgicas.
- **Endoscopia digestiva alta:** Exame que envolve a introdução de um tubo que tem uma câmera que permite a visualização das mucosas gastrointestinais.
- **Teste de provocação oral:** Última etapa para o diagnóstico de alergia alimentar.

Assim como nas demais doenças associadas ao trato gastrointestinal, o primeiro passo que o nutricionista deve priorizar é o preenchimento da anamnese do paciente, incluindo todos os dados relacionados com o consumo alimentar, os possíveis gatilhos para o desenvolvimento da alergia/intolerância/sensibilidade e os hábitos de vida.

Para uma correta anamnese, o profissional deverá investigar todas as variáveis relacionadas com a ingestão de alimentos. Nesses casos, fatores como consumo alimentar, métodos de cocção, hábitos de vida, sintomas, período em que foi constatado o primeiro episódio e demais informações devem ser coletadas. É importante ressaltar que há a possibilidade de ocorrer uma reação de hipersensibilidade grave, súbita e potencialmente fatal: a anafilaxia.

O diagnóstico para alergias alimentares envolve história familiar, história clínica (descrição dos sintomas), história alimentar (alimento suspeito, quantidade ingerida), antropometria e exame físico (peso corporal, dermatite, rinite, alterações de pele, asma), diário alimentar e de sintomas de 7 a 14 dias, testes bioquímicos e imunológicos (avaliação médica).

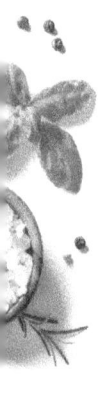

Paralelamente, o profissional deve fazer o exame antropométrico e físico do indivíduo para coletar o máximo de informações possíveis a fim de concluir um diagnóstico nutricional preciso.

Nessa avaliação inicial, o nutricionista deve investigar qual alimento provoca os sintomas, se há uma quantidade exata de ingestão que contribui para o mal-estar desse paciente, qual o tempo estimado entre o consumo e o surgimento das reações adversas e se o indivíduo apresenta outras alergias não alimentares, por exemplo. A investigação dos hábitos de vida e do histórico familiar é de grande significância no diagnóstico de alergias alimentares porque fatores genéticos, juntamente com os hábitos de vida dos indivíduos, podem ocasionar o início dos sintomas da doença.

Por fim, caso o profissional suspeite que os sintomas referidos pelo paciente realmente são causados pela ingestão de um determinado alimento, a conduta nutricional poderá ser de eliminação desses itens da dieta. Os testes de eliminação são utilizados frequentemente para comprovar uma hipótese de diagnóstico de alergia alimentar e são feitos com o paciente em seu domicílio e com sua dieta habitual.

Geralmente, o profissional indica que o indivíduo preencha, em um registro alimentar, qual foi o seu consumo no dia e assinale quando notar o surgimento de alguma reação adversa. Após a análise desse registro, caso seja constatado que o paciente notou sintomas após o consumo de um determinado alimento, o nutricionista pode orientar a exclusão desse item ou a redução da quantidade ingerida, dependendo do caso e da conduta.

É importante que o profissional prescreva um plano alimentar que, apesar de excluir esses alimentos, seja completo e que indique possíveis substituições.

As alergias alimentares mais comuns são as alergias a leite de vaca, ovo, carne bovina, soja, trigo, amendoim e frutos do mar, sobre as quais trataremos a seguir. No entanto, as alergias podem ser causadas por qualquer alimento.

## 4.3 Principais alergias alimentares

O **leite de vaca** é a causa mais comum de alergia alimentar em crianças. Esse produto é constituído por mais de 20 componentes proteicos de diferentes graus de capacidade antigênica que induzem a formação de anticorpos específicos em indivíduos predispostos. Muitos pacientes que apresentam esse diagnóstico são orientados a ingerir substitutos que contenham alto teor proteico e permitam um bom desenvolvimento. Os sintomas e as manifestações clínicas são diferentes de indivíduo para indivíduo, assim como nas demais alergias alimentares.

Como tratamento principal dessa alergia, assim como nas demais, recomenda-se a exclusão completa das proteínas do leite de vaca. Nos casos em que o paciente nota uma melhora expressiva dos sintomas após a eliminação do alimento, indica-se reintroduzir as proteínas para verificar a tolerância do indivíduo e se será possível manter esse alimento em menores quantidades na dieta.

A reintrodução alimentar deve ocorrer após a resolução dos sintomas, reinserindo um alimento por vez, em dias diferentes. A recorrência de sintomas deve ser cuidadosamente observada e a quantidade dos alimentos deve aumentar gradualmente.

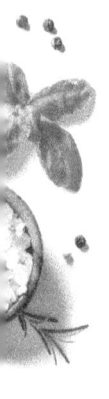

Os sintomas da alergia alimentar tendem a se resolver com a idade, por isso os alimentos alergênicos, mais ricos em nutrientes, devem ser reintroduzidos a cada 6-12 meses, para assegurar que sua restrição não foi desnecessária.

A alergia ao **ovo** tem alta prevalência até os cinco anos de idade, sendo menos comum em adultos. O ovo é responsável pela maioria dos casos de alergia alimentar mediada por IgE, desse modo, o diagnóstico também irá considerar a determinação do IgE, além de se basear na anamnese detalhada do indivíduo.

Ao orientar esses pacientes, o nutricionista deve informar que, inclusive, vacinas podem conter embriões de galinha em quantidades pequenas, portanto a alergia ao ovo deve ser esclarecida aos profissionais de saúde antes do paciente se vacinar, por exemplo.

A alergia à **carne bovina** não é comum em adultos e as crianças desenvolvem tolerância nos primeiros anos de vida, pois a proteína é de fácil degradação pelo calor utilizado no preparo dos alimentos. No entanto, indivíduos que apresentam desconforto devem evitar tanto a carne vermelha quanto os produtos alimentares que a contenham.

A prevalência da alergia à **soja**, assim como nas alergias já citadas, é maior em crianças. Comumente, os indivíduos transitam em episódios sintomáticos e casos de óbito são mais raros.

A alergia ao **trigo** está diretamente relacionada com o desenvolvimento da doença celíaca, uma manifestação autoimune na qual o sistema imunológico produz anticorpos contra o glúten ingerido, há uma atrofia de vilosidades do intestino delgado com aumento da permeabilidade intestinal e má absorção de nutrientes.

Na alergia alimentar, entretanto, ocorre uma resposta inflamatória mediada por IgE a vários componentes do trigo, ocasionando várias manifestações clínicas respiratórias ou gastrointestinais.

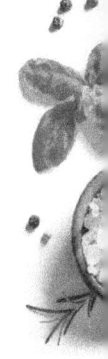

O diagnóstico de alergia ao trigo é feito, basicamente, pela história clínica e pelo exame físico associados a testes. No exame físico, podem ser observadas manifestações tipicamente alérgicas, como a urticária e o angioedema.

A alergia ao **amendoim** é bastante conhecida e, geralmente, ocorre no início da vida, juntamente com demais doenças alérgicas. Assim como em grande parte das alergias alimentares, sua etiologia, depende de diferentes variáveis, como hábitos de vida, genética, casos pregressos de alergia na família, idade e sexo.

Os pacientes, comumente, buscam por auxílio profissional após a manifestação de reações adversas provenientes do consumo de manteiga de amendoim e/ou óleo de amendoim. A única forma eficaz de tratamento dessa alergia é excluir totalmente da dieta do paciente o alimento identificado como provocativo para o surgimento dos sintomas.

Já os indivíduos acometidos pela alergia a **frutos do mar**, geralmente, manifestam sintomas cutâneos, como dermatite, prurido no trato gastrointestinal e angioedema. O diagnóstico fundamenta-se na história clínica. Os testes cutâneos e a dosagem de IgE sérica específica são métodos auxiliares.

A única terapia comprovadamente eficaz é a exclusão do alérgeno implicado nas manifestações clínicas da dieta.

## Para saber mais

Para se aprofundar no tema, sugerimos a leitura do documento *Consenso Brasileiro sobre Alergia Alimentar*, publicado pela Sociedade Brasileira de Pediatria e pela Associação Brasileira de Alergia e Imunologia, que fornece diretrizes baseadas em evidências científicas atualizadas, contribuindo para o diagnóstico preciso, o tratamento adequado e a prevenção de reações alérgicas graves relacionadas a alimentos.

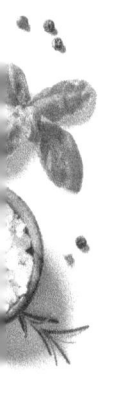

O consenso estabelece critérios claros para o diagnóstico da alergia alimentar, incluindo uma abordagem abrangente que considera a história clínica do paciente, testes diagnósticos e testes de provocação alimentar, quando necessário. Essa padronização no diagnóstico é fundamental para evitar erros de identificação e garantir a segurança dos pacientes. Além disso, o documento também traz recomendações específicas para o tratamento da alergia alimentar, enfatizando a importância da dieta de exclusão dos alimentos desencadeantes e a necessidade de um plano nutricional apropriado para garantir a nutrição adequada do paciente.

SOLÉ, D. et al. Consenso Brasileiro sobre Alergia Alimentar: 2018 – Parte 1 – Etiopatogenia, clínica e diagnóstico. Documento conjunto elaborado pela Sociedade Brasileira de Pediatria e Associação Brasileira de Alergia e Imunologia. **Arquivos de Asma, Alergia e Imunologia**, v. 2, n. 1, p. 7-38, jan./mar. 2018. Disponível em: <http://aaai-asbai.org.br/detalhe_artigo.asp?id=851>. Acesso em: 13 jun. 2023.

## 4.4 Rotulagem de alimentos

O papel do nutricionista é fundamental na garantia da segurança alimentar e nutricional dos indivíduos que requerem necessidades especiais, como os diagnosticados com alergias alimentares. Uma vez que o paciente terá de excluir, definitivamente, o alérgeno de seu cardápio, o profissional deve atuar tanto no manejo dos sintomas e na prevenção de reações graves quanto na orientação para que o indivíduo possa comprar alimentos seguros e de locais confiáveis. Considerando que há uma vasta lista de alimentos que já foram descritos como causadores de alergias alimentares e existem inúmeros fatores ambientais envolvidos, os portadores têm dificuldade para garantir uma alimentação segura.

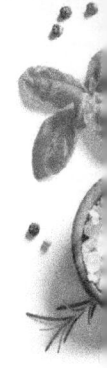

Para os alimentos embalados, a rotulagem é o principal veículo das empresas para informar os consumidores sobre a presença de alergênicos. A Resolução da Diretoria Colegiada (RDC) n. 26, de 2 de julho de 2015, da Agência Nacional de Vigilância Sanitária (Anvisa), estabelece os requisitos para a rotulagem obrigatória de

> alimentos, incluindo as bebidas, ingredientes, aditivos alimentares e coadjuvantes de tecnologia embalados na ausência dos consumidores, inclusive aqueles destinados exclusivamente ao processamento industrial e os destinados aos serviços de alimentação. (Brasil, 2015)

Conforme documento da Anvisa sobre a rotulagem de alimentos alergênicos, o detalhamento da presença intencional de alimentos alergênicos cobre os casos em que o produto: "(a) é um dos alimentos alergênicos (ex. leite, ovo, castanha-de-caju); (b) é derivado de um dos alimentos alergênicos (ex. farinha de trigo, iogurte, extrato de soja); e ou (c) contém a adição de um ou mais alimentos alergênicos e ou seus derivados".

A contaminação cruzada, de acordo com esse mesmo documento, refere-se aos casos nos quais

> o produto não tem adição do respectivo alimento alergênico ou de seus derivados, mas não é possível evitar a contaminação

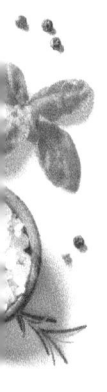

com esses alergênicos em determinado estágio do seu processo de fabricação. A declaração da ausência de alergênicos diz respeito aos casos nos quais as empresas pretendem veicular alegações sobre a ausência de alimentos alergênicos e seus derivados. (Anvisa, 2017)

O direito de conhecer a composição de alimentos que adveio com as obrigações da indicação de listas de ingredientes tornou-se um marco para o público de pessoas alérgicas a algum tipo de alimento. No Quadro 4.2, descrevemos as principais resoluções que garantem o direito dos pacientes com alergias alimentares à informação adequada.

Quadro 4.2 – Principais resoluções sobre alergias alimentares

| | |
|---|---|
| RDC n. 26, de 2 de julho de 2015 | "Dispõe sobre os requisitos para rotulagem obrigatória dos principais alimentos que causam alergias alimentares" (Brasil, 2015). |
| RDC n. 259, de 20 de setembro de 2002 | "Aprova o regulamento técnico sobre rotulagem de alimentos embalados" (Brasil, 2002a). |
| Portaria SVS/MS n. 326, de 30 de julho de 1997 | Aprova o regulamento técnico sobre condições higiênico-sanitárias e de Boas Práticas de Fabricação para estabelecimento produtores/industrializadores de alimentos (Brasil, 1997). |
| RDC n. 275, de 21 de outubro de 2002 | "Dispõe sobre o Regulamento Técnico de Procedimentos Operacionais Padronizados aplicados aos Estabelecimentos Produtores/Industrializadores de Alimentos e a Lista de Verificação das Boas Práticas de Fabricação em Estabelecimentos Produtores/Industrializadores de Alimentos" (Brasil, 2002b). |

Para garantir uma produção adequada de refeições livre de alergênicos, podemos usar uma ferramenta de gestão denominada *Programa de Controle de Alergênicos* (PCAL), disponível em várias plataformas e *sites*.

## Síntese

Neste capítulo, vimos que qualquer reação anormal à ingestão de alimentos é chamada de *reação adversa a alimentos*. Essas reações podem ser tóxicas ou não tóxicas. As reações tóxicas dependem da substância ingerida, como toxinas bacterianas. Na classificação das reações não tóxicas, que dependem da suscetibilidade de cada indivíduo, temos as reações não imunomediadas, chamadas de *intolerância alimentar*, e as reações imunomediadas, chamadas de *alergias alimentares*.

A diferença entre intolerâncias e alergias alimentares se dá pela ativação ou não do sistema imunológico, como vimos ao longo do capítulo. A alergia alimentar é uma resposta imunológica adversa aos antígenos encontrados em alimentos e aparece, principalmente, nos primeiros anos de vida, desencadeada por mecanismos imunológicos específicos. As manifestações clínicas da alergia alimentar mediada por IgE podem envolver pele, trato respiratório, trato gastrointestinal, sistema cardiovascular e outros órgãos.

Como o principal tratamento é a exclusão do alergênico, o nutricionista exerce papel importante em manter ou alcançar o estado nutricional adequado, evitando possíveis deficiências nutricionais decorrentes da falta da ingestão dos alimentos que contêm alergênicos. Como afirmamos neste capítulo, garantir a produção segura de alimentos para essa população e a correta disseminação de informações por meio da rotulagem também é dever do profissional.

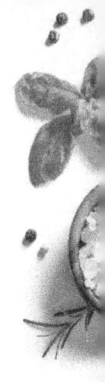

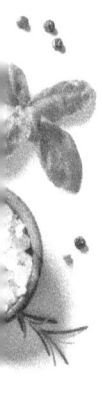

# Questões para revisão

1. Qual é a diferença entre intolerância alimentar e alergia alimentar?

2. Quais são as principais manifestações clínicas das alergias?

3. Assinale a alternativa que indica corretamente o objetivo principal da terapia nutricional para alergias e intolerâncias alimentares:
   a) Eliminar completamente o consumo de alimentos alergênicos ou intolerantes.
   b) Reduzir os sintomas associados às alergias e intolerâncias alimentares.
   c) Reintroduzir, gradualmente, os alimentos alergênicos ou intolerantes na dieta.
   d) Aumentar a diversidade alimentar, incluindo alimentos alergênicos ou intolerantes.
   e) Substituir alimentos alergênicos ou intolerantes por versões modificadas.

4. Assinale a alternativa que indica corretamente os principais cuidados a serem adotados por pessoas com alergias e intolerâncias alimentares:
   a) Ler cuidadosamente os rótulos dos alimentos e evitar a contaminação cruzada.
   b) Consumir apenas alimentos orgânicos e evitar alimentos processados.

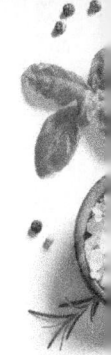

c) Evitar completamente qualquer contato com alimentos alergênicos ou intolerantes.

d) Fazer testes de intolerância alimentar regularmente para acompanhar as mudanças na dieta.

e) Consumir suplementos nutricionais para compensar a falta de nutrientes específicos.

5. Assinale a alternativa que indica corretamente os principais nutrientes que devem ser cuidados na terapia nutricional de alergias e intolerâncias alimentares:
   a) Proteínas e gorduras.
   b) Carboidratos e fibras.
   c) Vitaminas e minerais.
   d) Açúcares e adoçantes.
   e) Água e eletrólitos.

## Questão para reflexão

1. Nas últimas décadas, o número de pacientes acometidos e diagnosticados com alergias alimentares atingiu proporções alarmantes. Dito isso, pesquise as principais causas para esse aumento e elabore um texto escrito com suas considerações.

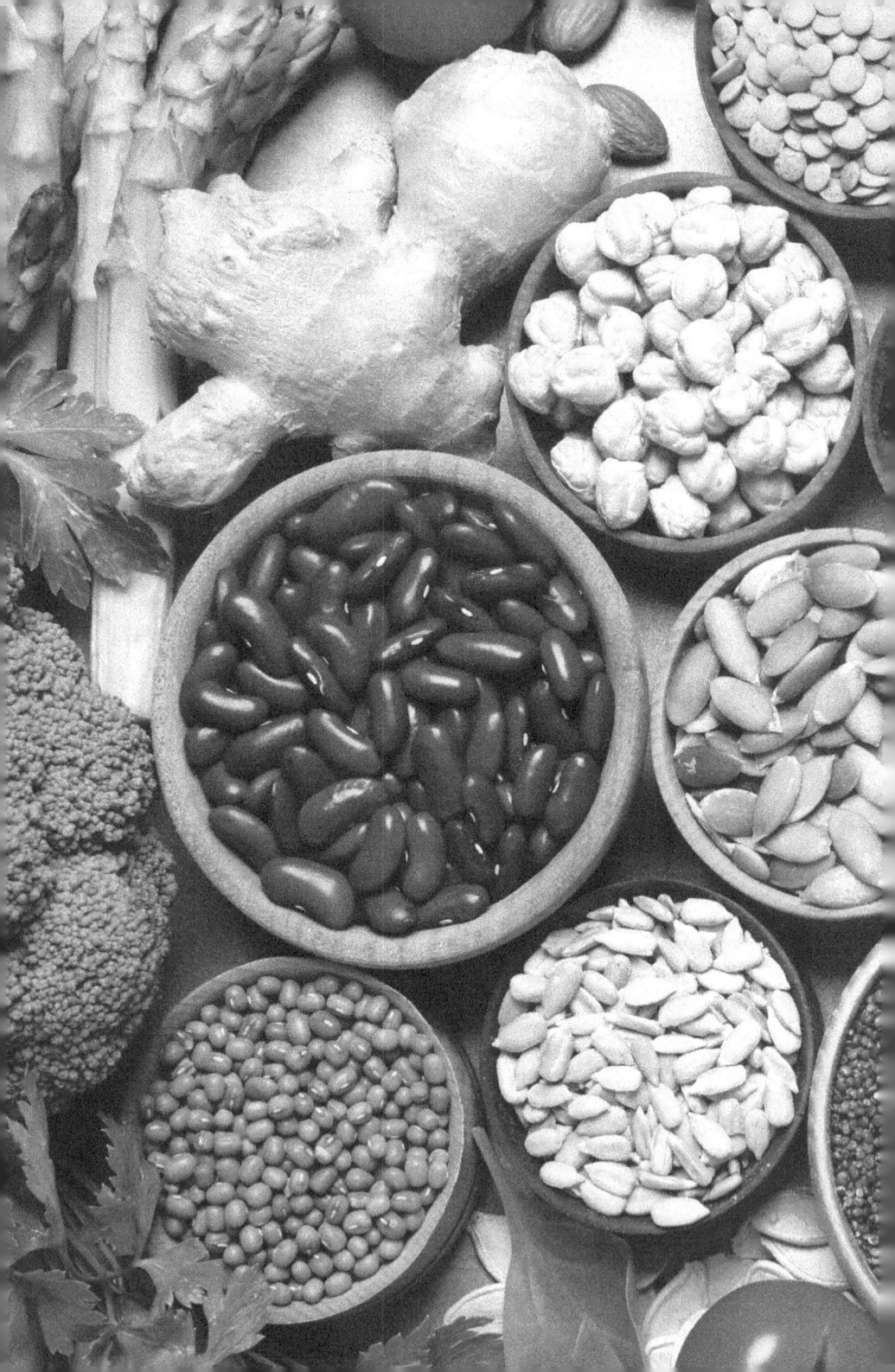

# Capítulo 5
# Doenças oncológicas e nutrição

Camila Brandão Polakowski

**Conteúdos do capítulo:**

- Fisiologia na oncologia.
- Terapia nutricional em tratamentos oncológicos.

**Após o estudo deste capítulo, você será capaz de:**

1. reconhecer como o câncer afeta os órgãos;
2. escolher e indicar o tratamento nutricional para os cânceres de cabeça, pescoço, estômago, intestino e fígado;
3. identificar as implicações do câncer de intestino na nutrição e a terapia nutricional adequada para sua ressecção.

Pacientes oncológicos sofrem diversas implicações no consumo alimentar, seja pela própria doença base – de característica catabólica –, seja por fatores psicológicos e/ou pelo tratamento definido. O nutricionista pode atuar tanto na disseminação de orientações e informações sobre a prevenção de tumores quanto, após o diagnóstico, na prevenção da desnutrição, garantindo o correto aporte proteico e energético e contribuindo no manejo dos sintomas decorrentes da quimioterapia ou radioterapia, por exemplo.

## 5.1 Fisiopatologia do câncer

As células cancerosas são caracterizadas pelo seu crescimento anormal, processo denominado *oncogênese*. Esse crescimento pode ocorrer de modo lento ou rápido, sendo que alguns pacientes levam anos para observar algum tipo de sintoma relacionado com a proliferação dessas células. A velocidade com que essas células se multiplicam e a capacidade de invadirem outros tecidos e órgãos definirão o surgimento de uma neoplasia maligna ou benigna.

Existem diversos tipos de câncer, alguns dos quais podem ser menos ou mais agressivos do que outros, podendo, neste último caso, levar o indivíduo ao óbito rapidamente. Devido à rapidez e à agressividade com que as células se multiplicam, tecidos circunvizinhos também são prejudicados, causando disfunção celular, destruição dos tecidos e, consequentemente, a falência de órgãos invadidos.

Sabemos que a etiologia do câncer é complexa e envolve fatores externos, como hábitos de vida dos indivíduos (vícios e nível de atividade física), ambiente e aspectos socioculturais da região, e fatores internos, principalmente genéticos, fortemente relacionados com mutações sucessivas.

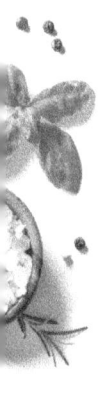

Nos últimos anos, o câncer vem se consolidando como um problema de saúde mundial, encontrando-se entre as quatro principais causas de morte dos seres humanos antes dos 70 anos de idade. De acordo com dados da estimativa mundial publicados pelo Instituto Nacional de Câncer José Alencar Gomes da Silva (Inca, 2022), ocorrem cerca de 18 milhões de novos casos de câncer no mundo por ano e 9,6 milhões de óbitos.

Os cânceres de mama e de pulmão são os de maior incidência no mundo (2,5 milhões), seguidos pelos cânceres de cólon e reto (1,8 milhões) e de próstata (1,3 milhões). A incidência em homens é um pouco maior do que em mulheres, haja vista que, entre os homens, ocorrem 53% (9,5 milhões) dos casos novos, enquanto entre as mulheres ocorrem 47% (8,6 milhões) destes (Inca, 2022).

Pacientes oncológicos estão sujeitos a um risco maior de desnutrição que os demais indivíduos sem a doença. Uma das alterações nutricionais mais frequentemente observadas, entre 40% a 80% dos casos, é a perda de peso, sendo que até 30% dos pacientes adultos apresentam perda superior a 10% do peso (Silva, F. R. M. et al., 2015). Essa perda de peso pode ser provocada tanto pela doença-base – considerando que o câncer é uma doença catabólica – quanto pelo tratamento escolhido.

O tratamento escolhido dependerá de diversos fatores, como estágio do câncer, idade do paciente, prognóstico e localização do tumor. Os métodos mais usados são a quimioterapia e a radioterapia, e ambos influenciam negativamente no peso corporal dos pacientes, dado que geram efeitos como náuseas, vômitos, mucosite, alteração no paladar e xerostomia.

## 5.2 Tratamentos oncológicos

As modalidades de tratamento do câncer incluem quimioterapia, radioterapia, hormonioterapia, imunoterapia, transplante de medula óssea e cirurgia, sobre a qual trataremos na Seção 5.6. Essas alternativas podem ser aplicadas isoladamente ou em combinação, e cada uma delas provoca efeitos colaterais que afetam diretamente o estado nutricional do paciente.

A **quimioterapia** é considerada a modalidade de tratamento com maior incidência de cura e a que mais aumenta a chance de vida do paciente. Ela pode ser neoadjuvante, quando é administrada antes da intervenção cirúrgica, tendo como objetivos avaliar a resposta antineoplásica e reduzir o tumor; ou adjuvante, quando é administrada após a intervenção cirúrgica, com o objetivo de erradicar possíveis pequenas metástases. Porém, essa terapêutica está associada a efeitos colaterais agressivos que podem conduzir o paciente a alterações emocionais e sociais, além da perda funcional.

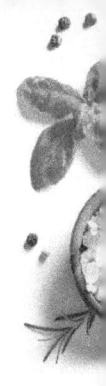

A **radioterapia** é uma modalidade de tratamento que utiliza a radiação para destruir ou impedir o crescimento das células infectadas. Como explicam Salazar et al. (2008), esse método funciona por meio da ionização no meio onde reflete, tornando-o eletricamente instável, criando átomos instáveis, cujos elétrons livres se unem a outros átomos adjacentes, que também se tornam instáveis e com cargas negativas maiores, danificando o DNA da célula e impedindo, dessa forma, a replicação das células neoplásicas. Entretanto, esse tratamento não é seletivo, ou seja, não é capaz de diferenciar as células malignas das células saudáveis, o que acarreta danos para o organismo.

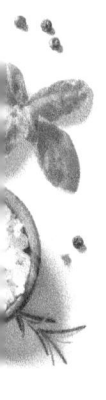

A **hormonioterapia** é uma modalidade de tratamento que consiste em usar substâncias semelhantes aos hormônios para impedir o crescimento do tumor. Esse tipo de tratamento age no organismo por completo e é recomendado nos casos de câncer de próstata, mama e endométrio. Tem longa duração e provoca inúmeros efeitos adversos. Apesar desses efeitos, a maioria das mulheres acometidas pelo câncer de mama que fazem uso da hormonioterapia apresentam resultados positivos.

A **imunoterapia** é outra modalidade de tratamento que tem como objetivo a prevenção e o tratamento de doenças por meio do aumento da resposta imune contra as células cancerígenas. Existem diversos métodos que podem ser usados para atingir os objetivos da imunoterapia, entre eles: **imunoterapia ativa**, ou seja, a vacinação; **imunoterapia passiva**, que utiliza imunoglobulinas e anticorpos; **imunoterapia específica para alérgenos** e **imunoterapia para o câncer**, que atua estimulando o sistema imunológico do indivíduo a combater as células tumorais, proporcionando efeitos adversos menores.

O **transplante de medula óssea** é um tratamento específico para doenças que afetam as células sanguíneas, como os linfomas e as leucemias. O objetivo é a substituição da medula óssea doente por células de uma medula óssea normal. O transplante é definido de acordo com o doador: autólogo, quando as células utilizadas são do próprio indivíduo (paciente); alogênico, quando as células vêm de outro indivíduo, um doador; e singênico, quando o doador é gêmeo idêntico do paciente.

Todos esses tratamentos contra o câncer podem provocar efeitos adversos que afetam o estado nutricional do paciente, como já pontuamos. Os principais efeitos colaterais relatados pelos pacientes são náuseas, vômitos, alterações no paladar, falta de apetite e constipação, que podem contribuir para a redução da ingestão alimentar, levando-o ao quadro de desnutrição.

Essa desnutrição é do tipo calórico-proteica e ocorre devido a um desequilíbrio entre a ingestão e as necessidades nutricionais do paciente.

## 5.2.1 Implicações dos tratamentos oncológicos

Dependendo da fase da doença, o tratamento oncológico provoca sintomas e efeitos colaterais, como anorexia, náuseas, vômitos, mucosite, diarreia e constipação. Os tratamentos antineoplásicos, como cirurgia, quimioterapia e radioterapia, podem manifestar-se de forma agressiva, tornando o organismo mais vulnerável e debilitado devido à redução da ingestão alimentar por perda de apetite e pelas alterações no gasto energético e na absorção de nutrientes. Essa condição contribui para agravar o estado nutricional do paciente e prejudicar a resposta terapêutica do tratamento.

No Quadro 5.1, descrevemos as principais sugestões de manejo dos sintomas provenientes do tratamento oncológico.

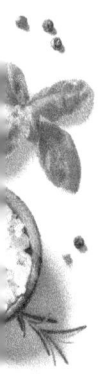

Quadro 5.1 – Sugestão de manejo de sintomas

| Sinais e sintomas | Conduta |
|---|---|
| Anorexia | ♦ Conversar com o paciente e o acompanhante sobre a importância da alimentação, apesar da inapetência.<br>♦ Adequar as orientações nutricionais às preferências do paciente. Adequar a ingestão atual para o ideal ou o mais próximo possível.<br>♦ Modificar a consistência da dieta conforme a aceitação do paciente.<br>♦ Quando necessário e possível, aumentar o fracionamento da dieta e reduzir o volume por refeição, oferecendo de 6 a 8 refeições ao dia.<br>♦ Aumentar a ingestão de alimentos e preparações com elevada densidade calórica.<br>♦ Quando necessário, utilizar complementos nutricionais hipercalóricos e hiperproteicos.<br>♦ Dar preferência a pratos coloridos e diversificados, evitando a monotonia alimentar. |

*(continua)*

*(Quadro 5.1 – continuação)*

| Sinais e sintomas | Conduta |
|---|---|
| Disgeusia e disosmia | ◆ Mostrar ao paciente e ao acompanhante a importância da alimentação, apesar da disgeusia e da disosmia.<br>◆ Estimular a ingestão de alimentos mais prazerosos, adequando às preferências do paciente.<br>◆ Aumentar o fracionamento da dieta e reduzir o volume por refeição, oferecendo de 6 a 8 refeições ao dia.<br>◆ Modificar a consistência dos alimentos conforme a aceitação, oferecendo-os na forma semilíquida ou pastosa, quando necessário.<br>◆ Quando necessário, utilizar complementos nutricionais com flavorizantes e aromas apreciados pelo paciente.<br>◆ Preparar pratos visualmente agradáveis e coloridos.<br>◆ Estimular a recordação do sabor dos alimentos antes de ingeri-los.<br>◆ Dar preferência a alimentos com sabores mais acentuados. Alimentos ácidos estimulam a salivação.<br>◆ Dar preferência a alimentos frios, que requeiram aquecimento mínimo.<br>◆ Utilizar ervas aromáticas e condimentos nas preparações.<br>◆ Evitar o uso de talheres de metal para minimizar o sabor metálico.<br>◆ Adicionar mel ou açúcar (se permitido na dieta) aos alimentos pode diminuir o sabor amargo ou ácido.<br>◆ Realizar a limpeza das papilas gustativas antes de comer, fazendo um bochecho ou bebendo água comum, água com gás, chás, gengibre ou suco de frutas ácidas. |

*(Quadro 5.1 - continuação)*

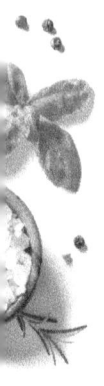

| Sinais e sintomas | Conduta |
|---|---|
| Náusea e vômito | ◆ Conscientizar o paciente e o acompanhante sobre a necessidade da alimentação, apesar da náusea e do vômito, oferecendo uma segunda vez a refeição, aproximadamente 20 min após a primeira oferta.<br>◆ Aumentar o fracionamento da dieta e reduzir o volume por refeição, oferecendo de 6 a 8 refeições ao dia.<br>◆ Adequar as orientações nutricionais às preferências do paciente.<br>◆ Alimentos mais secos, simples, frios, com menor teor de gordura e sem molhos costumam ser mais bem tolerados.<br>◆ Preparar pratos visualmente agradáveis e coloridos.<br>◆ Evitar jejuns prolongados.<br>◆ Mastigar ou chupar gelo 40 min antes das refeições.<br>◆ Evitar preparações que contenham frituras e alimentos gordurosos.<br>◆ Evitar preparações com temperaturas extremas, mas dar preferência aos alimentos gelados.<br>◆ Evitar preparações e alimentos muito doces.<br>◆ Quando possível, adicionar alimentos cítricos às preparações, preferencialmente gelados: sucos, cubos de gelo, picolés (limão, laranja, maracujá, abacaxi...).<br>◆ Evitar beber líquidos durante as refeições, ingerindo-os em pequenas quantidades nos intervalos.<br>◆ Manter cabeceira elevada (45°) durante e após as refeições por, pelo menos, 30 min antes de deitar.<br>◆ Realizar as refeições em locais arejados, evitando locais fechados onde possa se propagar o cheiro da refeição.<br>◆ Utilizar roupas leves e não muito apertadas.<br>◆ Revisar, junto à equipe multiprofissional, a prescrição e os horários de administração de medicamentos antieméticos. |

*(Quadro 5.1 – continuação)*

| Sinais e sintomas | Conduta |
|---|---|
| Xerostomia | ◆ Conscientizar o paciente e o acompanhante sobre a necessidade da alimentação, apesar da xerostomia.<br>◆ Adequar os alimentos conforme a aceitação, ajustando a consistência.<br>◆ Quando necessário, utilizar complementos nutricionais industrializados com flavorizantes cítricos.<br>◆ Dar preferência a alimentos umedecidos.<br>◆ Utilizar gotas de limão nas saladas e bebidas.<br>◆ Ingerir líquidos junto com as refeições para facilitar a mastigação e a deglutição.<br>◆ Adicionar caldos e molhos às preparações.<br>◆ Usar ervas aromáticas como tempero nas preparações, evitando sal e condimentos em excesso.<br>◆ Mastigar e chupar gelo feito de água de coco e suco de fruta natural, sem açúcar.<br>◆ Utilizar goma de mascar ou balas sem açúcar com sabor cítrico para aumentar a produção de saliva e sentir mais sede. |
| Mucosite e úlceras orais | ◆ Conscientizar o paciente e o acompanhante sobre a necessidade da alimentação, apesar de mucosite e úlceras orais.<br>◆ **Modificar a consistência da dieta de acordo com o grau de mucosite.**<br>◆ **Evitar alimentos ácidos, picantes, excessivamente** condimentados, salgados e doces.<br>◆ Utilizar alimentos à temperatura ambiente ou fria para otimizar a vasoconstrição.<br>◆ Diminuir o sal das preparações.<br>◆ Evitar vegetais frescos crus.<br>◆ Manter ingestão hídrica adequada, evitando líquidos ricos em açúcar.<br>◆ Evitar alimentos secos e abrasivos.<br>◆ **Revisar junto à equipe multiprofissional, a prescrição e os** horários de administração de medicamentos analgésicos, preferencialmente sistêmicos.<br>◆ **Intensificar a higiene oral, de acordo com as condições** clínicas do paciente, desde a escovação dentária com escova extramacia até bochechos à base de água ou chá de camomila em consonância com as orientações odontológicas de cada serviço e condições clínicas individualizadas. |

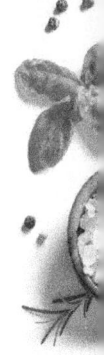

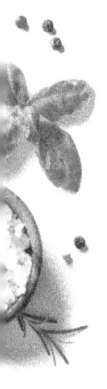

*(Quadro 5.1 - continuação)*

| Sinais e sintomas | Conduta |
|---|---|
| Disfagia | • Conscientizar o paciente e o acompanhante sobre a necessidade de alimentar-se, apesar da disfagia.<br>• Modificar a consistência da dieta conforme aceitação, de acordo com as orientações do fonoaudiólogo e a capacidade do paciente.<br>• Em caso de disfagia a líquidos, semilíquidos e pastosos, indicar o uso de espessantes, junto com o fonoaudiólogo.<br>• Em caso de disfagia a alimentos sólidos, orientar o paciente a ingerir pequenos volumes de líquidos junto às refeições para facilitar a mastigação e a deglutição, sempre com muito cuidado, conforme orientação do fonoaudiólogo.<br>• Evitar alimentos secos.<br>• Dar preferência a alimentos umedecidos.<br>• Preparar pratos visualmente agradáveis e coloridos.<br>• Usar preparações de fácil mastigação/deglutição, conforme tolerância.<br>• Estimular a mastigação em caso de disfagia para sólidos. |
| Odinofagia | • Conscientizar o paciente e o acompanhante da necessidade da alimentação, apesar da odinofagia.<br>• Modificar a consistência da dieta de acordo com a aceitação do indivíduo (intensidade da dor).<br>• Aumentar o fracionamento da dieta e reduzir o volume por refeição, oferecendo de 6 a 8 refeições ao dia.<br>• Quando necessário, utilizar complementos nutricionais com flavorizantes não cítricos.<br>• Evitar alimentos secos e duros.<br>• Utilizar alimentos em temperatura ambiente.<br>• Diminuir o sal das preparações.<br>• Dar preferência a alimentos na consistência pastosa (carnes macias, bem cozidas, picadas, desfiadas ou moídas) ou liquidificados.<br>• Usar papas de frutas e sucos não ácidos.<br>• Mastigar bem os alimentos, evitando a aerofagia.<br>• Evitar condimentos ácidos que possam irritar a mucosa.<br>• Utilizar alimentos à temperatura ambiente ou fria. |

*(Quadro 5.1 – continuação)*

| Sinais e sintomas | Conduta |
|---|---|
| Saciedade precoce | • Conscientizar o paciente e o acompanhante sobre a necessidade da alimentação, apesar da saciedade precoce.<br>• **Modificar a consistência da dieta, se necessário**, dando preferência a alimentos abrandados.<br>• Aumentar o fracionamento da dieta e reduzir o volume por **refeição, oferecendo de 6 a 8 refeições ao dia**.<br>• Aumentar a densidade calórica das refeições.<br>• Dar preferência à ingestão de legumes cozidos e frutas sem casca e bagaço.<br>• **Dar preferência à ingestão de grãos em geral, liquidificados** ou somente o caldo de sua preparação, após realizar o remolho.<br>• Não ingerir líquidos durante as refeições.<br>• Utilizar carnes magras, cozidas, picadas, desfiadas ou moídas.<br>• Evitar alimentos e preparações hiperlipídicas.<br>• Manter a cabeceira elevada (45°) durante e após as refeições.<br>• Evitar a ingestão de café, bebidas alcoólicas, refrigerantes ou qualquer bebida gaseificada. |
| Enterite | • Conscientizar o paciente e o acompanhante sobre a necessidade da alimentação, apesar da enterite.<br>• Aumentar o fracionamento da dieta e reduzir o volume por **refeição, oferecendo de 6 a 8 refeições ao dia**.<br>• Progredir a consistência e o conteúdo da dieta conforme a melhora clínica do paciente.<br>• Orientar a ingestão adequada de líquidos (volume e tipo).<br>• Quando necessário, utilizar complementos nutricionais com fórmula pobre em resíduo e isenta de glúten, lactose e sacarose.<br>• Avaliar individualmente a utilização de dieta pobre em resíduos, glúten, lactose, teína, cafeína e sacarose.<br>• Utilizar dieta pobre em fibras insolúveis e adequada em fibras solúveis. |

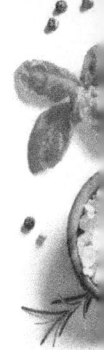

*(Quadro 5.1 - conclusão)*

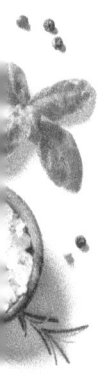

| Sinais e sintomas | Conduta |
|---|---|
| Diarreia | ◆ Conscientizar o paciente sobre a necessidade da alimentação, apesar da diarreia.<br>◆ Aumentar o fracionamento da dieta e reduzir o volume por refeição, oferecendo de 6 a 8 refeições ao dia.<br>◆ Avaliar individualmente a utilização de dieta pobre em resíduos, glúten, lactose, teína, cafeína e sacarose.<br>◆ Evitar alimentos flatulentos e hiperosmolares.<br>◆ Utilizar dieta pobre em fibras insolúveis e adequada em fibras solúveis.<br>◆ Ingerir líquidos isotônicos entre as refeições, em volumes proporcionais às perdas. |
| Constipação intestinal | ◆ Conscientizar o paciente e o acompanhante sobre a necessidade de alimentação, apesar da constipação intestinal.<br>◆ Orientar a ingestão de alimentos ricos em fibras e com características laxativas.<br>◆ Considerar a utilização de módulo de fibra dietética mista.<br>◆ Estimular a ingestão hídrica conforme recomendações. |

Fonte: SBNO, 2021, p. 152-157.

Ressaltamos, conforme o Quadro 5.1, que é fundamental conscientizar o paciente e o acompanhante sobre a necessidade e a importância da alimentação, apesar dos sintomas relacionados à patologia.

## 5.3 Estado nutricional de pacientes oncológicos

Muitos fatores influenciarão o estado nutricional do paciente oncológico, principalmente quando nos referimos à doença-base e à escolha do tratamento.

A frequência e a gravidade da desnutrição estão relacionadas com a localização do tumor e o estágio da doença, principalmente.

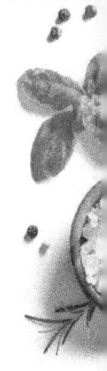

De acordo com a Sociedade Brasileira de Nutrição Parenteral e Enteral (SBNPE), a prevalência de desnutrição pode chegar a até 80%, dependendo do tipo do tumor (Horie et al., 2019).

Ressaltamos que essa perda de peso identificada nos pacientes oncológicos não é intencional e ocorre, geralmente, antes dos demais sintomas, precedendo, inclusive, o diagnóstico.

A perda de peso não intencional é uma das complicações que mais influencia negativamente no prognóstico do paciente oncológico. Na literatura, observamos que pacientes desnutridos estão sujeitos a mais riscos de infecções oportunistas, permanecem mais tempo internados e sofrem uma redução expressiva na resposta do tratamento. Além disso, esses indivíduos, comumente, apresentam **dificuldades na cicatrização de feridas e no pós-operatório**, prejudicando a qualidade de vida e a sobrevida.

Nesse cenário, tanto a anorexia quanto a caquexia tumoral são as principais causas da desnutrição relacionada às neoplasias. A caquexia é uma alteração do metabolismo associada a uma doença previamente diagnosticada e é marcada por **perda de massa muscular intensa, redução de peso e maior risco de inflamações**.

Em casos mais graves, os pacientes podem sofrer de perda de massa gorda associada com a perda de massa magra e resistência à insulina. De acordo com o Consenso Nacional de Nutrição Oncológica, publicado pelo Inca em 2015:

> A desnutrição promove alterações morfológicas e funcionais. No pulmão, podem surgir atelectasias e pneumonias decorrentes da redução da massa muscular diafragmática e da redução dos níveis de concentração de lecitina nos alvéolos pulmonares em pacientes desnutridos. A desnutrição também modifica a morfologia hepática, provoca edema e atrofia dos hepatócitos, esteatose hepática, degeneração mitocondrial e dos microssomos,

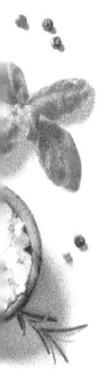

e compromete as funções hepáticas, restringindo a capacidade de depuração de fármacos e a síntese de albumina e peptídeos. (Inca, 2015, p. 13-14)

Outro ponto de grande importância para elucidar a relação entre desnutrição e câncer é a localização do tumor. Indivíduos acometidos por neoplasias em regiões da cabeça e do pescoço, do pulmão, do estômago, do esôfago, do colón, do reto, do pâncreas e do fígado apresentam maior prevalência de perda de peso quando comparados com pacientes diagnosticados com outros cânceres.

A avaliação nutricional é um processo que engloba o histórico dietético do paciente, a anamnese, o estado clínico atual, dados antropométricos, laboratoriais, avaliação física, informações funcionais e econômicas, e cálculo das necessidades de nutrientes. Com base nesses dados, é possível traçar um plano de tratamento adequado para o paciente, considerando que a avaliação nutricional é de grande importância porque o estado nutricional se trata de um fator preditor de morbidade.

A base da terapia nutricional do paciente oncológico é a prevenção da perda de peso e o combate à desnutrição. Além disso, o profissional deve se manter atento aos possíveis sintomas adversos provocados pelo tratamento da doença, de modo a preservar o consumo alimentar adequado desses pacientes.

Manter ou recuperar o estado nutricional de indivíduos oncológicos resulta em mais qualidade de vida e melhores prognósticos. Indivíduos com câncer em terapia nutricional demonstram melhora da qualidade de vida durante o tratamento da doença ou cuidado paliativo. Isso se deve ao controle dos sintomas relacionados à nutrição que podem causar desconforto nessas fases.

## 5.4 Avaliação nutricional

A desnutrição é um fator preditor de morbimortalidade, com muitas implicações negativas para o paciente e o desfecho da doença. Dessa forma, além da avaliação do estado nutricional desses pacientes oncológicos, é fundamental considerarmos as condutas dietoterápicas na alta, devido sua importância para a conduta terapêutica e para a melhoria da qualidade de vida desses indivíduos. O início de uma boa avaliação nutricional deve considerar a triagem para identificar o risco de desnutrição.

Nesse cenário, ao fazer a triagem, o método considerado como padrão-ouro para uso em pacientes oncológicos é a avaliação subjetiva global produzida pelo paciente (ASG-PPP). Recomendamos utilizar essa ferramenta paralelamente aos demais métodos de análise de consumo alimentar, tais como diário e registro alimentar, além do questionário de frequência alimentar (QFA).

Outros métodos de triagem que podem ser aplicados à população oncológica são triagem de risco nutricional 2002 (NRS-2002) e a ASG-PPP versão reduzida.

## 5.5 Necessidades nutricionais

O gasto energético de pacientes oncológicos dependerá de diferentes variáveis. As principais são a localização e o tipo de tumor, o estágio do câncer e a definição do tratamento da doença.

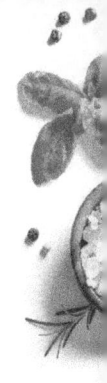

Para estimar o gasto energético desses indivíduos, os principais consensos orientam o uso de métodos diretos em razão da praticidade e da aplicabilidade. Essas equações utilizam a taxa calórica ideal por quilo de peso corporal. Além disso, para todos os pacientes oncológicos, recomenda-se que o gasto energético seja determinado pela calorimetria indireta. Na ausência desse método, deve-se considerar o uso de equações preditivas como ponto de partida na terapia nutricional, assim como em outras situações similares.

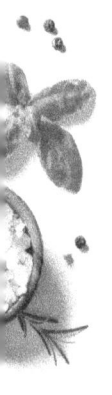

## Fique atento!

De acordo com o Consenso Nacional de Nutrição Oncológica publicado pelo Inca em 2016, para calcular a necessidade energética de pacientes oncológicos idosos, devem ser considerados aspectos como: estado nutricional, nível de estresse e presença de sepse (Inca, 2016). A necessidade proteica é maior em idosos, em parte, em função da redução da resposta anabólica, como também para compensar inflamações e condições catabólicas associadas a doenças agudas e crônicas, mudanças no metabolismo, na imunidade, nos níveis hormonais ou na progressiva fragilidade relacionados com a idade (Inca, 2016). Novas evidências mostram que a maior ingestão diária de proteínas é benéfica para manter a saúde, promover a recuperação e manter a funcionalidade em idosos. Assim, devem também ser considerados os objetivos terapêuticos relacionados com a doença, o tratamento e as condições nutricionais atuais. Em função da propensão a desenvolver desidratação, o balanço hídrico no paciente idoso é extremamente importante.

Além da baixa ingestão, os pacientes em tratamento oncológico aumentam as perdas de fluidos em razão das toxicidades relacionadas com o tratamento, como náusea, vômito e diarreia. A desidratação favorece o surgimento do estado confusional agudo e também de infecções.

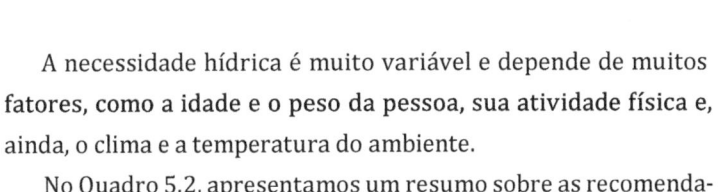

A necessidade hídrica é muito variável e depende de muitos fatores, como a idade e o peso da pessoa, sua atividade física e, ainda, o clima e a temperatura do ambiente.

No Quadro 5.2, apresentamos um resumo sobre as recomendações e as condutas durante o tratamento oncológico para o paciente cirúrgico e o clínico.

Quadro 5.2 – Condutas sobre as necessidades nutricionais para o paciente oncológico adulto e idoso em tratamento cirúrgico e clínico

| Recomendação | Conduta |
|---|---|
| Recomendações de calorias | ◆ Média estimada: 25 a 30 kcal/kg.<br>◆ Paciente desnutrido: 30 a 35 kcal/kg de peso atual/dia.<br>◆ Paciente crítico: 15 a 25 kcal/kg de peso atual/dia.<br>◆ Paciente obeso: 20 a 25 kcal/kg peso ideal/dia ou 11 a 14 kcal/kg de peso atual.<br>Atenção: convém especial atenção aos pacientes desnutridos graves e aos com caquexia, para evitar a síndrome de alimentação causada pela oferta elevada e rápida de calorias. Para esses pacientes, a oferta inicial varia entre 5-10 a 15-20 kcal/kg, administrados lentamente na primeira semana, com controle diário de fósforo, magnésio, potássio e tiamina e da glicemia. |
| Recomendações proteicas | ◆ Com estresse moderado e desnutrido: de 1,2 a 1,5 g/kg/dia.<br>◆ Com estresse elevado: de 1,5 a 2,0 g/kg/dia.<br>◆ Em fase crítica da doença, pode ser prescrito até 2,5 g/kg/dia.<br>Obs.: Considerar patologias associadas que condicionem restrição ou aumento das recomendações diárias de proteína. |
| Recomendações hídricas | ◆ 30 a 35 ml/kg ao dia para o adulto; idoso considerar até 40 ml/kg/dia.<br>◆ Individualizar a quantidade de líquidos.<br>◆ Considerar sinais de desidratação e outras doenças associadas ao câncer que necessitam de restrição hídrica ou aumento das necessidades, como nefropatas, hepatopatas e cardiopatas. |

Fonte: Elaborado com base em SBNO, 2021.

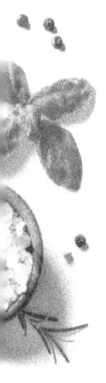

Como vimos, conforme o tipo e a localização do tumor, do grau de estresse, da necessidade de ganhar peso, entre outros fatores, é que serão definidas as necessidades nutricionais do paciente com câncer.

## 5.6 Cirurgias no tratamento oncológico

A remoção cirúrgica é uma das modalidades de tratamento para tumores primários, secundários, ou que se apresentam na região da cabeça e do pescoço. Quando o diagnóstico do tumor é precoce e sua remoção total é possível, a cirurgia tem finalidade curativa. Quando o objetivo é controlar os sintomas que interferem no bem-estar do paciente ou reduzir a quantidade de células tumorais, sua finalidade é paliativa.

No **pré-operatório**, a literatura é rica em evidências que indicam a prescrição de uma terapia nutricional preventiva, rica em proteínas e imunonutrientes para pacientes candidatos a cirurgias de médio e grande portes. Esses candidatos, caso estejam desnutridos ou em risco de desnutrição, devem receber uma dieta por via oral, enteral ou parenteral, ou a combinação destas, adequada em calorias, proteínas e com imunonutrientes.

A fórmula hiperproteica e imunomoduladora deve ser oferecida, por via oral ou enteral, para o paciente em risco nutricional ou desnutrido, candidato à cirurgia de médio e grande portes. Pacientes mostram benefícios ao receberem uma formulação imunomoduladora contendo arginina, ômega 3 e nucleotídeos, ofertada na quantidade mínima de 500 ml a 1.000 ml/dia. Sempre que possível, a via oral é a via preferencial (SBNO, 2021).

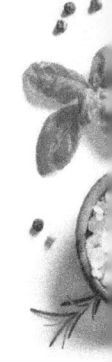

A terapia nutricional deve ser adaptada e modificada, sobretudo na presença de distúrbios do sistema digestório, como diarreia, constipação, disfagia, odinofagia, dispepsia, mucosite e náusea, entre outros sintomas.

A terapia nutricional enteral (TNE) é "indicada quando a via oral for insuficiente, em geral na presença de ingestão oral em torno de 60% das necessidades nutricionais (síndrome disabsortiva, insuficiência intestinal, disfagia, odinofagia e mucosite)" (SBNO, 2021, p. 105). Também é indicada a TNE em situações em que o paciente não pode utilizar a via oral (SBNO, 2021).

A terapia nutricional parenteral (TNP) poderá ser iniciada nos primeiros três a quatro dias de insucesso da TNE. Já quando não puder ser utilizado o sistema digestório, a TNP deverá ser prescrita de forma exclusiva (SBNO, 2021).

As evidências científicas na área da oncologia têm abordado que, no **pós-operatório**, a dieta deve ser iniciada precocemente, uma vez que esse processo contribui grandemente para um desfecho positivo do quadro clínico. Vários estudos mostraram que tanto a dieta oral quanto a TNE precoce geram melhores desfechos clínicos.

A realimentação precoce no pós-operatório deve ser incentivada com segurança. Os pacientes devem ser monitorados diariamente, com visitas à beira do leito. A equipe deve avaliar, com precisão, quantidade da dieta oral ingerida, preferências e tolerâncias e sintomas.

## 5.6.1 Câncer de cabeça e pescoço

O câncer de cabeça e pescoço representa cerca de 25% dos tumores malignos que acometem essa área. Consideramos tumores de cabeça e pescoço os que se originam nas seguintes estruturas anatômicas: cavidade oral, seios da face, faringe e laringe. O câncer de laringe, por exemplo, ocorre predominantemente em homens acima de 40 anos e é um dos mais comuns entre os que atingem a região da cabeça e do pescoço (Inca, 2022).

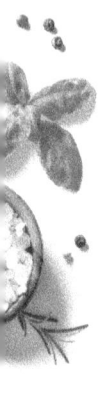

No Brasil, os dados a respeito da sobrevida dos pacientes com câncer de cabeça e pescoço são limitados porque, geralmente, o diagnóstico é tardio.

No Brasil, a incidência do câncer de orofaringe, que se desenvolve na parte da garganta que fica logo atrás da boca, é de 15% maior na Região Sul com relação à Região Norte do país, em razão do consumo de bebida alcoólica, fumo, churrasco, chá mate e má higiene bucal, principais fatores de risco para essa doença (Inca, 2022).

O carcinoma oral de células escamosas é mais comum em homens e sua prevalência aumenta com a idade (Inca, 2022).

Pacientes submetidos a tratamento de câncer de cabeça e pescoço geralmente sofrem perda de peso que pode prejudicar o seu pós-operatório. A intervenção dietética deve se focada para recuperação no pré e no pós-operatório, além do tratamento de radioterapia.

A alimentação via oral deve ser indicada para os pacientes que possam ingerir alimentos de forma segura, com as modificações dietéticas necessárias.

Nos Quadros 5.3 e 5.4, esquematizamos os principais aspectos fisiológicos, objetivos e modificações dietéticas da terapia nutricional indicada no pós-operatório das cirurgias de boca e de orofaringe.

Quadro 5.3 – Aspectos fisiopatológicos e objetivos da terapia nutricional no pós-operatório

| Local do procedimento cirúrgico | Aspectos fisiológicos | Objetivos da terapia nutricional |
|---|---|---|
| Boca e orofaringe | 1. Resposta inflamatória, dor e mobilidade.<br>2. Substituição estrutural da mucosa.<br>3. Alteração da motilidade do esfíncter esofágico superior.<br>4. Redução da função motora e sensitiva da boca e orofaringe. | 1. Prevenir e corrigir perda de peso e desnutrição.<br>2. Favorecer a cicatrização da ferida cirúrgica.<br>3. Facilitar a ingestão adequada, modificando a dieta, dependendo da mastigação e da deglutição.<br>4. Evitar broncoaspiração. |

Fonte: Waitzberg, 2006, p. 410.

Quadro 5.4 – Modificações dietéticas necessárias para adequada terapia nutricional durante o pós-operatório

| Indicação da dieta | Consistência de dieta | Características e recomendações |
|---|---|---|
| Líquida completa | Dificuldade de mastigação e/ou deglutição de alimentos pastosos e sólidos. | Dieta nutricionalmente completa; utilizar farinhas de cereais, purês liquidificados, caldos, sucos, leite, vitamina de fruta; alimentos e caldos podem ir à cocção, podem ser espessados; utilizar suplementos nutricionais para atingir as recomendações dietéticas. |

*(continua)*

*(Quadro 5.4 – conclusão)*

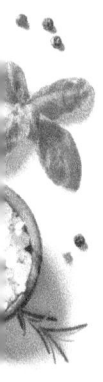

| Indicação da dieta | Consistência de dieta | Características e recomendações |
|---|---|---|
| Pastosa | Disfagia para líquidos. | Consistências dos alimentos similares a purê e cremes; melhor tolerância a porções maiores e alimentos que não formam massa compacta no palato ao serem mastigados, como queijos; melhor tolerância aos líquidos espessados, como geleia, mingau; utilizar espessantes para líquidos comercializados por empresas especializadas em produtos nutricionais; para evitar grumos, sementes devem ser passadas por trituradores ou peneiradas; avaliar ingestão oral diariamente e indicar suporte nutricional oral ou enteral, se necessário; se a disfagia persistir ou progredir, usar suporte nutricional enteral para evitar desnutrição e broncoaspiração. |
| Líquida e pastosa | Problemas de mastigação, com capacidade de deglutição preservada. | Consistência dos alimentos cremosa, purês e líquidos; utilizar mingaus de cereais, sucos de frutas; sucos e caldos podem ser gelificados com preparados em pó à base de pectina; utilizar preparações comerciais como mousses, pudins e sorvetes. |
| Nutrição enteral | Quando a alimentação oral não é possível, recomendada ou segura. | Períodos curtos (de dois a três meses): sonda nasogástrica; períodos longos: recomenda-se gastrostomia endoscópica devido a durabilidade do acesso, segurança e maior integração social do paciente. Fórmula indicada: se o trato gastrointestinal estiver funcionante, dieta polimérica, com ou sem fibras; caso contrário, fórmula oligomérica; administrar de forma fracionada, cinco a seis vezes ao dia, com volume máximo de 350 a 400 ml, a cada 3 a 3,5 horas de intervalo; descanso mínimo de oito horas sem alimentação. Lavar a sonda com 50 ml de água após administração de cada frasco, para evitar sua obstrução; descansar 30 minutos com cabeceira elevada a 45 graus, para evitar refluxo gástrico e broncoaspiração. Ingestão hídrica conforme cálculo de necessidades de recomendação. |

Fonte: Waitzberg, 2006, p. 410.

A introdução da sonda nasogástrica (SNG) ou da sonda nasoenteral (SNE) durante o procedimento cirúrgico é indicada para nutrição dos pacientes durante 7 a 14 dias após a laringectomia, para evitar fistula. Alguns serviços adotam o uso de gastrostomia endoscópica percutânea (PEG, do inglês Percutaneous Endoscopic Gastrostomy), cuja utilização é segura, com apenas 10,7% de risco de complicações (Waitzberg, 2006).

## 5.6.2 Câncer de esôfago

Como abordamos no Capítulo 1, o câncer de esôfago é uma patologia que provoca diversas implicações no estado nutricional dos indivíduos. Em termos de dados, a taxa de mortalidade perioperatória de pacientes com câncer de esôfago, quando submetidos à cirurgia, é de 11% (Waitzberg, 2006).

Nos casos avançados desse tipo de câncer, os pacientes desenvolvem disfagia progressiva e persistente devido à localização tumoral, condição que pode contribuir para a desnutrição.

O tratamento para essa doença pode ser com quimioterapia e/ou radioterapia, anterior ao procedimento cirúrgico, na tentativa de redução da massa tumoral. A ressecção esofágica prejudica a qualidade de vida do paciente, uma vez que sua recuperação é gradativa, levando até seis meses após o procedimento.

O tratamento cirúrgico compreende a esofagectomia total ou distal, com remoção bilateral do nervo vago, gastrectomia proximal e anastomose das porções remanescentes do esôfago cervical e do estômago.

O pós-operatório da esofagectomia pode ser acompanhado de complicações que prejudicam a boa alimentação dos pacientes. As mais comuns são regurgitação do conteúdo gástrico para o esôfago e faringe, com risco de aspiração pulmonar e queixa da saciedade precoce pela menor capacidade de esvaziamento gástrico para sólidos.

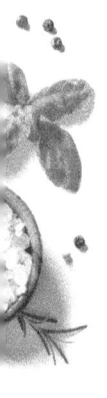

O esvaziamento gástrico inadequado ocorre devido à redução e à nova posição torácica da câmara gástrica. A vagotomia total pode ser acompanhada de diarreia e esteatorreia.

Outra complicação comum dessa cirurgia é o quilotórax, caracterizada pelo acúmulo de líquido quiloso lácteo no espaço pleural. A presença desse fluido denso, rico em quilomícrons, na cavidade torácica ocorre em 2% a 3% dos pacientes submetidos à esofagectomia transtorácica (Waitzberg, 2006).

Recomendamos a inclusão, sempre que possível, de gastrostomia ou jejunostomia para nutrição durante o procedimento cirúrgico para esofagectomia. Essa via permite a alimentação precoce no período pós-operatório e garante via alimentar, caso alguma complicação aconteça na anastomose esofagojejunal.

A dieta preconizada pode ser polimérica, visto que não há distúrbios no trato gastrointestinal. No Quadro 5.5, descrevemos como a realimentação oral deve ser feita.

Quadro 5.5 – Esquema de realimentação no pós-operatório

| Período | Conduta nutricional | Tipo de dieta/alimento | Observação |
|---|---|---|---|
| 1° ao 2° pós-operatório | Dieta enteral por jejunostomia. | Dieta enteral polimérica | Iniciar com 25% do VET para 25 kcal |
| 3° ao 7° dia pós-operatório | Aumento gradativo do volume da dieta via jejunostomia, até atingir as necessidades calóricas para 30 kcal ou 35 kcal. | Dieta enteral polimérica | Evoluir o volume de acordo com a tolerância do paciente (ausência de distensão abdominal, flatulência, dor, cólica ou diarreia). |

(continua)

(Quadro 5.5 - conclusão)

| Período | Conduta nutricional | Tipo de dieta/ alimento | Observação |
|---|---|---|---|
| 8º dia pós-operatório | Fazer deglutograma ou RX contrastado para visualizar presença, ou não, de fístula. Quando resultado for adequado, introduzir dieta via oral liquida. | Chá, gelatina, suco. | |
| 10º dia em diante do pós-operatório | Evoluir a consistência de dieta para pastosa e branda, hiperproteica. Suspender a dieta via jejunostomia quando a dieta oral atingir necessidades calóricas. | Dieta pastosa: purês, sopas cremosas, pudim, vitamina e papas de frutas e outros alimentos na consistência pastosa. | Adequar dieta com a deglutição e a tolerância do paciente. |

Fonte: Waitzberg, 2006, p. 410.

A terapia nutricional em pacientes com câncer de esôfago pode atuar de forma benéfica, pois ajuda a diminuir os sintomas decorrentes da doença, bem como a manter o peso e a nutrição dos pacientes, o que vai possibilitar uma melhor qualidade de vida para eles.

## 5.6.3 Câncer gástrico

Como apontamos no Capítulo 1, pacientes com câncer gástrico apresentam redução da ingestão alimentar devido aos sintomas e à perda de peso. Assim, nesta seção, abordaremos suas particularidades, com enfoque na oncologia. O melhor tratamento para esse tipo de câncer é o cirúrgico, que pode ser radical ou paliativo. O procedimento compreende a ressecção parcial ou total da câmara gástrica.

Em tumores de antro, a prática cirúrgica é a gastrectomia parcial, com reconstrução do trânsito digestório por meio de gastroenteroanastomose com o jejuno.

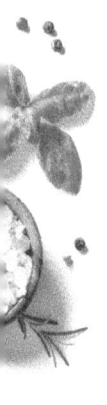

Quando o tumor está localizado no fundo e no corpo gástrico, a prática é a gastrectomia total, com a reconstrução de trânsito feita por meio da anastomose esofagojejunal.

A remoção total ou parcial do estômago reduz, ou mesmo elimina, as capacidades reservatória, digestória e secretora do órgão, mudanças que geram consequências nutricionais importantes. As queixas mais comuns dos gastrectomizados referem-se à saciedade precoce e à incapacidade de ingerir quantidades adequadas de alimentos durante as refeições, podendo resultar em deficiências nutricionais.

A desnutrição após a gastrectomia pode ser causada por ingestão oral inadequada. Alguns pacientes podem apresentar manifestações vasomotoras e gastrintestinais após a ingestão de alimentos hipertônicos, que caracterizam síndrome de *dumping*. Os sintomas se manifestam devidos ao esvaziamento gástrico acelerado, que faz com que o quimo hiperosmolar chegue ao intestino delgado.

As manifestações podem ser taquicardia, fraqueza, cólica, diarreia e até desmaio associado à distensão abdominal. Quando isso ocorre entre 15 a 30 minutos após a alimentação, caracteriza-se *dumping precoce*. Essa condição também pode se manifestar até 90 a 120 minutos, associada à sudorese, o chamado *dumping tardio*.

A dieta para controlar esses sintomas envolve medidas de fracionamento, menor volume, alta ingestão de proteína, pouca ingestão de carboidrato simples e associada à fibra solúvel para reduzir tempo de absorção.

Após a gastrectomia, pode ocorrer má absorção de gorduras e de cianocobalamina (vitamina B 12). A acidez do suco gástrico, de fator intrínseco, e a proteína R inibem a disponibilidade de cianocobalamina e sua absorção ou a de suplementos vitamínicos. A recomendação é a administração sublingual, intramuscular ou parenteral.

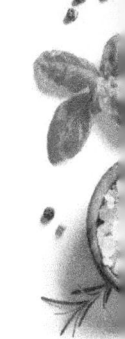

O retardo do esvaziamento gástrico é frequente até seis semanas após o procedimento cirúrgico.

Quadro 5.6 – Aspectos fisiopatológicos e objetivos da terapia nutricional no pós-operatório de cirurgia de estômago

| Aspectos fisiológicos | Objetivos da TN [terapia nutricional] |
|---|---|
| 1. Redução da câmera gástrica e consequente saciedade precoce.<br>2. Síndrome de *dumping* em consequência de rápida entrada de alimentos íntegros e com alta osmolaridade no intestino delgado.<br>3. Ausência de pepsinogênio e de ácido clorídrico, com prejuízo na digestão proteica.<br>4. Ausência de fator intrínseco, com redução da absorção de vitamina B12 e anemia perniciosa.<br>5. Deficiência de ferro, ácido fólico, cálcio e vitamina D. | 1. Oferecer calorias e nutrientes de fácil absorção para controlar perda de peso.<br>2. Evitar e controlar a síndrome de *dumping*, dor e distensão abdominal após ingestão alimentar.<br>3. Prevenir e controlar a síndrome de má absorção.<br>4. Evitar e/ou tratar deficiências nutricionais. |

Fonte: Waitzberg, 2006, p. 410.

A alimentação no pós-operatório de gastrectomia deve ser fracionada, com volume reduzido, sem sacarose e sem fibras. No Quadro 5.7, esquematizamos a realimentação no pós-operatório de gastrectomia.

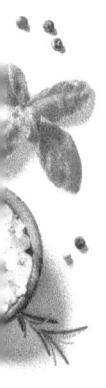

Quadro 5.7 – Recomendação de evolução de dieta
no pós-operatório de gastrectomia

| Dieta | Composição | Exemplo |
|---|---|---|
| Líquida restrita | Líquidos claros, baixo teor de gordura, fibras e isenta de sacarose. | Chá de camomila, caldo de batata e cenoura, gelatina *diet*, suco de maçã etc. |
| Líquida completa | Líquidos, incluindo leite, baixo teor de gordura, fibra isenta de sacarose. | Vitamina de banana, sopa liquidificada, iogurte sem sacarose etc. |
| Pastosa | Consistência pastosa, baixo teor de gordura, isenta de sacarose. | Purê de batata, papinha de pão ou biscoito, polenta etc. |

Fonte: Elaborado com base em Laffitte; Polakowski; Kato, 2015.

A dieta poderá evoluir de líquida à pastosa e deve ser fracionada em pequenos volumes. Ainda, deve ser liberada somente após controle de sintomas, como diarreia, náuseas, vômitos, sensação de plenitude gástrica e flatulência. Para a alta hospitalar, devem ser transmitidas orientações sobre a evolução da dieta e os alimentos a ser evitados.

## 5.6.4 Câncer de intestino delgado

Como já apontamos no Capítulo 1, o câncer de intestino gera diferentes implicações no estado nutricional dos indivíduos. A correlação entre hábitos alimentares e o aparecimento de adenocarcinoma de intestino delgado é a mesma para o câncer de cólon. O consumo excessivo de alimentos industrializados, carne vermelha e processados está associado a maior risco de desenvolvimento de câncer intestinal.

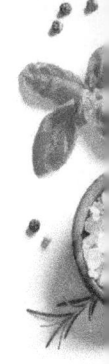

As consequências nutricionais das ressecções intestinais dependem da extensão e do local ressecado. Pequenas ressecções do intestino podem aumentar levemente a motilidade intestinal, sem prejuízos à digestão e à absorção dos nutrientes. Quando a remoção envolve grandes ressecções, pode resultar em síndromes de má absorção, esteatorreia e alterações graves na homeostase de fluídos e eletrólitos, com consequente redução do aproveitamento dos nutrientes ingeridos. Após ressecção total do íleo e parcial do jejuno, a absorção de lipídios e carboidratos reduz para cerca de 50% a 75% da ingestão, enquanto a absorção de proteína permanece em torno de 80% da ingestão. Observa-se, ainda, a redução de absorção de oligoementos, como cálcio, magnésio, zinco e fósforo.

A válvula ileocecal funciona como principal barreira entre o intestino delgado e o grosso, regulando o fluxo de fluido e nutrientes do intestino delgado, o que evita a translocação bacteriana.

## 5.6.5 Câncer colorretal

No Brasil, o câncer colorretal é a terceira causa mais comum de morte por câncer, com distribuição similar entre homens e mulheres. Comumente, os pacientes submetidos a ressecções do cólon, como a colectomia, são realimentados precocemente no pós-operatório. Nos últimos anos, as diretrizes recomendam alimentar mais precocemente os pacientes operados de câncer de cólon (Inca, 2022).

Pacientes submetidos à cirurgia videolaparoscópica ou robótica evoluem mais rapidamente do que o convencional, mas, em ambos os procedimentos, a realimentação deve ser precoce. A alta hospitalar deve ocorrer quando o paciente estiver tolerando a alimentação, sem evidência de íleo paralítico.

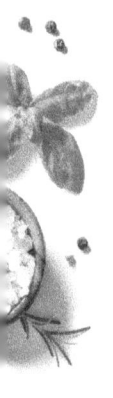

A ressecção de reto poderá necessitar de anastomose ileoanal. As principais limitações funcionais dessa técnica envolvem aumentos dos movimentos peristálticos e vazamento pela anastomose anal. Nesse procedimento, pode ser indicada a colostomia temporária ou definitiva. Os principais problemas apresentados após a colostomia são obstipação e aumento da produção de gases.

Medidas dietéticas, como evitar ingestão de milho, repolho, leguminosas, cebola, grão de feijão e demais alimentos que aumentem a produção de gases intestinais, podem melhorar a adaptação do paciente sob a nova condição clínica.

No Quadro 5.8, indicamos os objetivos da terapia nutricional no pós-operatório.

Quadro 5.8 – Aspectos fisiopatológicos e objetivos da terapia nutricional no pós-operatório de cirurgias do intestino

| Aspectos fisiológicos | Objetivos da terapia nutricional |
| --- | --- |
| 1. Modificações anatômicas, com alterações no volume e na consistência das fezes.<br>2. Alteração no equilíbrio hidroeletrolítico e na fermentação de alguns carboidratos.<br>3. Aumento na excreção fecal de sódio e de cloro, podendo levar à hiponatremia.<br>4. Exclusão da função de fermentação de carboidratos não digeríveis, com alteração da flora colônica.<br>5. Alteração do padrão do peristaltismo intestinal, com aumento de volume, frequência e modificação na consistência das fezes.<br>6. Redução da reabsorção de sais biliares e vitamina B 12, quando o íleo é removido.<br>7. Maior tendência a fezes líquidas. | 1. Reduzir perdas intestinais de água e eletrólitos.<br>2. Evitar desidratação e distúrbios eletrolíticos.<br>3. Reduzir volume total de fezes e aumentar consistência do bolo fecal.<br>4. Melhorar a qualidade de vida do paciente. |

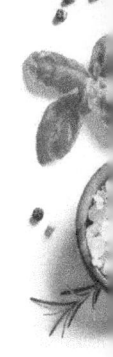

No pós-operatório imediato, devemos oferecer alimentos sólidos, com algumas recomendações, para evitar desconfortos como distensão abdominal e flatulência. De acordo com Waitzberg (2006), as principais modificações dietéticas necessárias no pós-operatório imediato e tardio de ressecção do cólon são as seguintes:

- Reduzir ou suprimir a fibra vegetal insolúvel;
- Reduzir, inicialmente, o total de gordura, principalmente as que mais estimulam a secreção biliar. Aumentar, gradativamente, a quantidade de acordo com a tolerância;
- Reduzir lactose e reintroduzir gradativamente, de acordo com a tolerância;
- Evitar estimulantes do peristaltismo intestinal, como condimentados, pimenta e bebidas gaseificadas;
- Evitar alimentos flatulentos, como repolho, grão de feijão, pepino, couve-flor, leguminosas com casca, alcachofra;
- Fracionar alimentação em cinco a seis refeições ao dia;
- Ingerir volume hídrico conforme recomendação das necessidades;
- Utilizar fibra solúvel antes das refeições para aumentar e consistência das fezes;
- Quando o íleo terminal for removido, recomendamos vitamina B 12 sublingual ou administração intramuscular;
- Evitar frituras e alimentos em temperatura extrema, quente ou fria.

## 5.6.6 Câncer de fígado

A ressecção hepática é o único método potencialmente curativo para pacientes com câncer de fígado. As principais complicações da hepatectomia são a produção excessiva de bile e a concentração aumentada de bilirrubina por um período de dois dias após o procedimento. Quando houver alta produção de bile por período superior a duas semanas ou a necessidade de intervenção cirúrgica para seu controle, a evolução clínica pode ficar comprometida. A alta produção de bile no pós-operatório ocorre em 7,2% dos casos de hepatectomia (Inca, 2022).

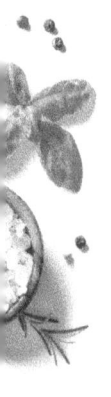

Após grandes ressecções hepáticas, também é possível observar casos de hipofosfatemia, um distúrbio metabólico associado ao aumento significativo de complicações pós-operatórias, contribuindo para disfunção cardíaca e hipoventilação.

A recomendação no pós-operatório é de dieta precoce de características hipolipídicas.

### 5.6.7 Neutropenia

Ainda em relação à terapia nutricional de pacientes oncológicos, é importante que o profissional nutricionista conheça a dieta voltada para pacientes neutropênicos, ou seja, com baixa imunidade.

Comumente, esses indivíduos ou estão fazendo tratamentos especiais, como quimioterapia, ou foram submetidos ao transplante de medula óssea, cujo risco para infecções é aumentado.

Nesses casos, os alimentos, se contaminados, podem transmitir inúmeras doenças, portanto toda atenção é necessária nas fases de preparo, armazenamento e consumo dos alimentos. Nesse contexto, a importância de alimentos devidamente higienizados é fundamental para a proteção desses indivíduos, uma vez que alimentos contaminados podem abrigar bactérias, vírus, parasitas e outros microrganismos causadores de infecções. Para pacientes com neutropenia, a ingestão de alimentos contaminados pode resultar em complicações graves e prejudicar ainda mais seu sistema imunológico debilitado.

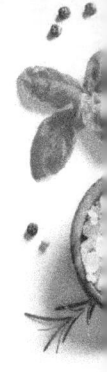

Ao garantir uma higiene adequada dos alimentos, é possível reduzir significativamente o risco de contaminação e infecções. Algumas medidas simples podem ser orientadas e adotadas, como lavar bem as mãos antes de manusear os alimentos, limpar cuidadosamente as superfícies de preparo e os utensílios de cozinha, além de lavar, enxaguar e desinfetar os alimentos adequadamente.

Frutas, verduras e legumes devem ser lavados em água corrente, removendo sujeiras e resíduos visíveis. Para uma higienização mais eficiente, podemos orientar o uso de soluções desinfetantes recomendadas, como solução de hipoclorito de sódio ou vinagre diluído em água. É importante orientar também para que se evite o consumo de alimentos crus ou malcozidos, pois podem apresentar maior risco de contaminação.

Além disso, a escolha de alimentos frescos e de boa procedência é essencial. Deve-se orientar os pacientes que, ao adquirir alimentos, é importante verificar sua integridade e evitar os que estejam deteriorados, com manchas, odor desagradável ou com embalagens danificadas. A orientação sobre o armazenamento adequado dos alimentos também é fundamental, como mantê-los refrigerados na temperatura correta e evitar a contaminação cruzada entre diferentes alimentos.

A desnutrição e as desordens metabólicas podem impactar negativamente no tratamento e no prognóstico em pacientes oncológicos. O declínio do estado nutricional está associado à diminuição da resposta ao tratamento e da qualidade de vida do paciente. O nutricionista deve atentar para o fato de que, no câncer do trato gastrointestinal, visto que envolve ingestão e absorção de alimentos e nutrientes, isso pode estar exacerbado.

Por isso, neste capítulo, trouxemos recomendações para uniformizar informações sobre terapia e assistência nutricional no paciente com câncer do trato gastrointestinal.

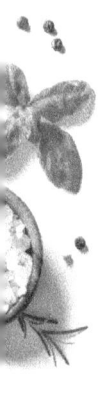

## Para saber mais

Para aprofundar os conhecimentos sobre a nutrição de pacientes com câncer, recomendamos a leitura do segundo volume do *Consenso Nacional de Nutrição Oncológica*, publicado pelo Inca, e conhecer as condutas terapêuticas nutricionais mais adequadas para esses indivíduos.

INCA – Instituto Nacional de Câncer José Alencar Gomes da Silva. **Consenso nacional de nutrição oncológica**. 2. ed. Rio de Janeiro, 2016. v. 2. Disponível em: <https://www.inca.gov.br/sites/ufu.sti.inca.local/files//media/document//consenso_nutricao_vol_ii_2a_ed_2016.pdf>. Acesso em: 13 jun. 2023.

## Síntese

É bem estabelecido na literatura que todas as alterações metabólicas relacionadas com o câncer, bem como a localização do tumor e a escolha do tratamento oncológico, podem levar à redução da ingestão alimentar e, consequentemente, à desnutrição, ocasionando graves consequências para o prognóstico da doença.

Neste capítulo, discutimos sobre a fisiopatologia do câncer e o tratamento realizado, dependendo da localização tumoral. Abordamos a avaliação antropométrica, o diagnóstico nutricional e o cálculo das necessidades nutricionais visando à recuperação ou à manutenção do estado nutricional durante o tratamento oncológico.

Como destacamos, durante o tratamento, os efeitos colaterais da quimioterapia, da radioterapia ou da cirurgia são intensos.

Tratamos também das possíveis condutas conforme cada efeito colateral durante a quimioterapia ou a radioterapia. Durante o tratamento oncológico, é necessário seguir as recomendações das diretrizes. Nesse sentido, a dietoterapia deve ser individualizada, avaliando ingestão alimentar, estado nutricional, sintomas, exames laboratoriais, necessidade de suplementação oral ou, até mesmo, indicação de terapia nutricional ou TNP.

## Questões para revisão

1. Qual é a recomendação hídrica, de caloria e de proteína para o paciente durante a quimioterapia?

2. Qual é a recomendação de terapia nutricional no pré-operatório de cirurgia de grande porte oncológica?

3. Analise as afirmativas a seguir sobre os cuidados nutricionais com o paciente oncológico adulto clínico em quimioterapia e radioterapia e julgue-as como verdadeiras (V) ou falsas (F).

    ( ) Os requerimentos hídricos para pacientes em quimioterapia e radioterapia são maiores do que os requerimentos de indivíduos saudáveis, sendo necessária a ingestão hídrica de 35 ml/kcal.

    ( ) Segundo as diretrizes brasileiras em terapia nutricional, a recomendação proteica para pacientes oncológicos em estresse grave é de 2,5 g de proteína/kg ao dia.

    ( ) Quando a ingestão alimentar por via oral for menor do que 60% das necessidades nutricionais nos últimos três dias, é indicada a terapia nutricional enteral (TNE) ao paciente oncológico, porque mantém a funcionalidade total ou parcial do trato gastrointestinal.

    ( ) Recomenda-se de 30 a 35 kcal/kg ao dia para o paciente em tratamento oncológico.

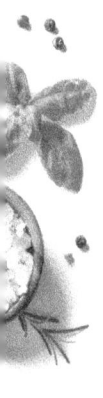

Assinale a alternativa que apresenta a sequência correta:

a) F, V, V, F.
b) V, F, F, V.
c) V, V, F, V.
d) F, F, V, V.
e) V, F, V, F.

4. Durante o tratamento oncológico de quimioterapia, um efeito colateral que o paciente pode apresentar é a diarreia. Com base nessa afirmativa, assinale a alternativa **incorreta**:
   a) A utilização de alimentos fontes de fibras solúveis deve ser evitada, pois aumentam os episódios de fezes líquidas.
   b) O leite é mal tolerado, pois a lactose, ao atingir o íleo, sofre fermentação, dando origem ao ácido láctico, que é excitante da mucosa, o que aumenta a secreção intestinal.
   c) Os alimentos fontes de fibras insolúveis acentuam o peristaltismo do tipo propulsivo, exacerbando a diarreia.
   d) As carnes vermelhas e os caldos de carne contêm maior teor de purinas, sendo estimulantes do peristaltismo intestinal, devendo ser evitadas.
   e) Recomenda-se a ingestão de fibras, tanto solúveis quanto insolúveis, em quantidades aumentadas.

5. Durante o tratamento do câncer, pode haver efeitos colaterais gastrintestinais. As diretrizes trazem manejos de sintomas baseados em efeitos colaterais. Com base nessa afirmativa, assinale a alternativa correta:
   a) Para o tratamento da mucosite, a recomendação é aumentar os alimentos picantes para estimular a cicatrização.
   b) Na xerostomia, recomenda-se manejo com biscoitos salgados para estimular a salivação.

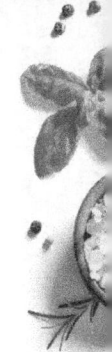

c) Durante o tratamento de diarreia, é recomendado o aumento de alimentos laxativos e fibra insolúvel.

d) Na constipação, recomenda-se considerar a utilização de módulo de fibra dietética mista.

e) Na constipação, não se deve utilizar módulo de fibra dietética mista.

## Questão para reflexão

1. Durante o tratamento oncológico, dependendo da fase, podem aparecer sintomas e efeitos colaterais como: anorexia, náuseas, vômitos, mucosite, diarreia e constipação. Com base nos estudos deste capítulo, descreva quais os possíveis manejos dietoterápicos podem ser feitos para cada efeito colateral.

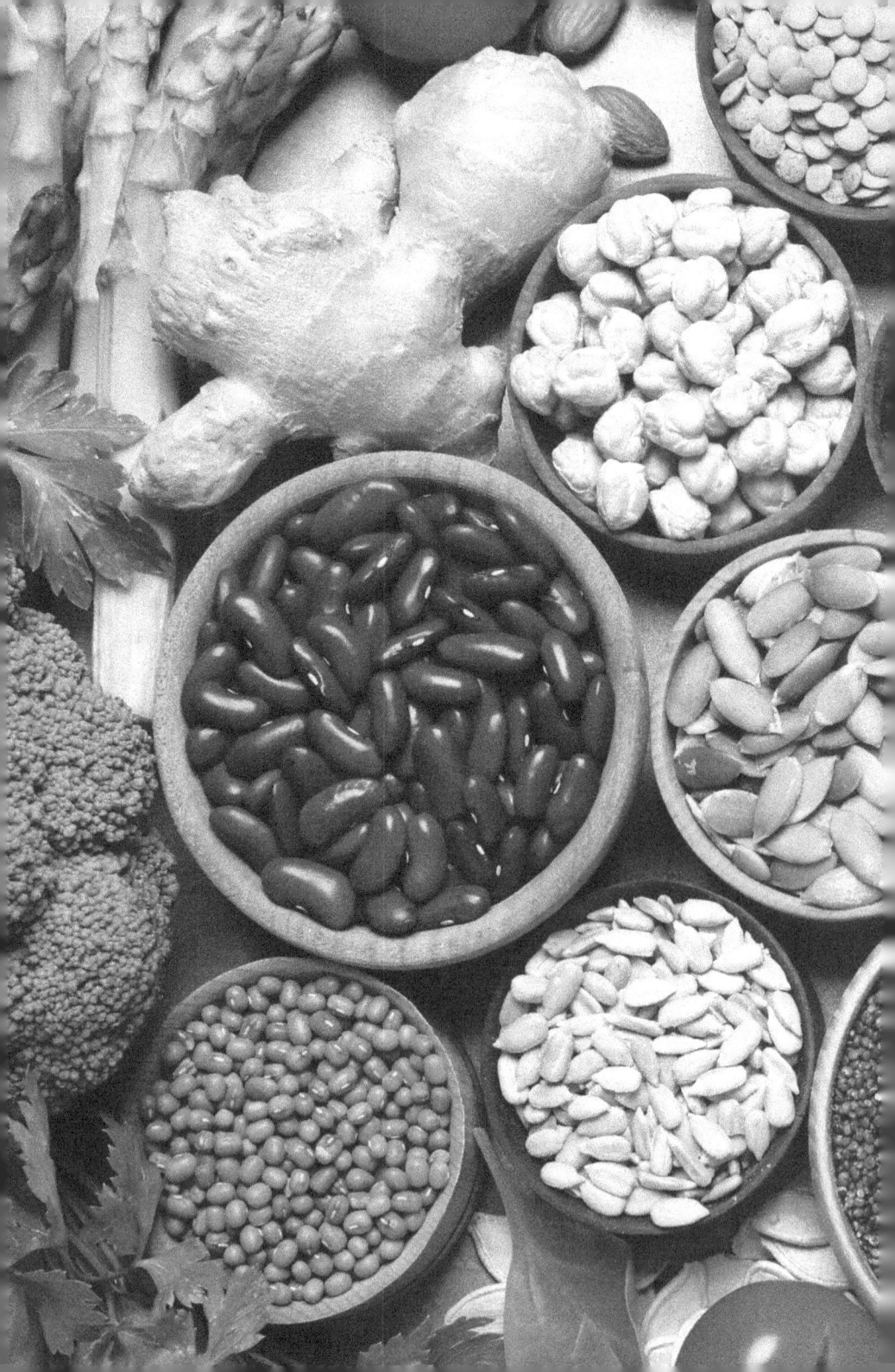

# Considerações finais

A Lei n. 11.346, de 15 de setembro de 2006 (Brasil, 2006), conhecida como *Lei de Segurança Alimentar e Nutricional*, define, em seu art. 3º, segurança alimentar e nutricional como a

> realização do direito de todos ao acesso regular e permanente a alimentos de qualidade, em quantidade suficiente, sem comprometer o acesso a outras necessidades essenciais, tendo como base práticas alimentares promotoras de saúde que respeitem a diversidade cultural e que sejam ambiental, cultural, econômica e socialmente sustentáveis. (Brasil, 2006)

Garantir esse direito para a população em geral já é um enorme desafio, porém, no que se refere a indivíduos com enfermidades e necessidades especiais, os percalços encontrados são ainda maiores. Assim, para que todos possam receber uma alimentação saudável e adequada, de acordo com as suas demandas individuais, é necessário que o nutricionista conheça as especificidades de cada doença, bem como a terapia nutricional indicada para cada caso.

Diante dessa necessidade, esta obra foi concebida com o objetivo de elucidar os aspectos técnicos sobre como as patologias se estabelecem e qual a relação desses mecanismos com a nutrição. Como vimos ao longo da obra, a alimentação exerce papel fundamental tanto na prevenção quanto no tratamento de diferentes doenças e diagnósticos clínicos. O profissional habilitado para atuar como nutricionista deve se atualizar, portanto, constantemente sobre as principais diretrizes e orientações estabelecidas para poder prescrever e elaborar planos dietoterápicos com base nas principais evidências científicas.

Entre as atribuições destinadas ao nutricionista pela Resolução n. 600, de 25 de fevereiro de 2018, do Conselho Federal de Nutricionistas (CFN, 2018), destacamos a assistência nutricional e dietoterápica a indivíduos e coletividades. Como vimos no desenvolvimento deste conteúdo, cabe ao profissional estabelecer os diagnósticos nutricionais corretos e a conduta nutricional ideal para a população pretendida. Entretanto, por tratar-se de uma ciência que se desenvolve continuamente, o nutricionista precisa se manter atualizado e guiado pelas principais diretrizes e publicações da área, para garantir um atendimento baseado em evidências científicas e com respaldo. Essa atualização foi um dos objetivos das abordagens apresentadas aqui.

Sendo assim, embora estejamos esperando que este livro tenha contribuído para a sua trajetória acadêmica e sua atualização profissional, sabemos que o conhecimento não se esgota em uma única obra, por isso também aconselhamos você a sempre buscar novas leituras e atualizações. Até a próxima!

# Lista de siglas

| | |
|---|---|
| AA | Alergia alimentar |
| AACR | Aminoácidos de cadeia ramificada |
| Abeso | Associação Brasileira para o Estudo da Obesidade e da Síndrome Metabólica |
| Anvisa | Agência Nacional de Vigilância Sanitária |
| ASG-PPP | Avaliação subjetiva global produzida pelo paciente |
| CFN | Conselho Federal de Nutricionistas |
| CRN | Conselho Regional de Nutricionistas |
| DCV | Doenças cardiovasculares |
| DDC | Doença diverticular dos cólons |
| DHA | Doença hepática alcoólica |
| DHC | Doença hepática crônica |
| DHGNA | Doença hepática gordurosa não alcoólica |
| DII | Doenças inflamatórias intestinais |
| DM | Diabetes *mellitus* |
| DMG | Diabetes *mellitus* gestacional |
| DP | Diálise peritoneal |
| DRA | Doença renal aguda |
| DRC | Doença renal crônica |
| EEI | Esfíncter esofágico inferior |
| EES | Esfíncter esofágico superior |
| EM | Entrevista motivacional |
| FAV | Fístula arteriovenosa |
| FOS | Fruto-oligossacarídeos |
| GER | Gasto energético de repouso |
| GOS | Galacto-oligossacarídeos |
| HAS | Hipertensão arterial sistêmica |

| | |
|---|---|
| IMC | Índice de massa corpórea |
| Inca | Instituto Nacional de Câncer José Alencar Gomes da Silva |
| IRA | Injúria renal aguda |
| MST | *Malnutrition Screening Tool* |
| PAG | Pancreatite aguda grave |
| PCAL | Programa de Controle de Alergênicos |
| PEG | Gastrostomia endoscópica percutânea |
| QFA | Questionário de frequência alimentar |
| RCU | Retocolite ulcerativa |
| SBD | Sociedade Brasileira de Diabetes |
| SBN | Sociedade Brasileira de Nefrologia |
| SBNPE | Sociedade Brasileira de Nutrição Parenteral e Enteral |
| SIC | Síndrome do intestino curto |
| SNC | Sistema nervoso central |
| SNE | Sonda nasoenteral |
| SNG | Sonda nasogástrica |
| TCM | Triglicerídeos de cadeia média |
| TFG | **Taxa de filtração glomerular** |
| TGI | Trato gastrointestinal |
| TNE | Terapia nutricional enteral |
| TNP | Terapia nutricional parenteral |
| TRH | Terapia de reposição hormonal |
| UTI | Unidade de terapia intensiva |
| VET | Valor energético total |

# Referências

ABESO – Associação Brasileira para o Estudo da Obesidade e da Síndrome Metabólica. **Diretrizes brasileiras de obesidade 2016.** 4. ed. São Paulo, 2016. Disponível em: <https://abeso.org.br/wp-content/uploads/2019/12/Diretrizes-Download-Diretrizes-Brasileiras-de-Obesidade-2016.pdf>. Acesso em: 21 jul. 2023.

ANDREOLI, M. C. C.; TOTOLI, C. Peritoneal Dialysis. **Revista da Associação Médica Brasileira**, v. 66, n. 1, p. 37-44, 2020. Disponível em: <https://doi.org/10.1590/1806-9282.66.S1.37>. Acesso em: 8 jun. 2023.

ANDRETTA, I. et al. A entrevista motivacional no Brasil: uma revisão sistemática. **Mudanças – Psicologia da Saúde**, v. 22, n. 2, p. 15-21, jul./dez. 2014. Disponível em: <https://www.metodista.br/revistas/revistas-metodista/index.php/MUD/article/view/4622/4846>. Acesso em: 13 jun. 2023.

ANVISA – Agência Nacional de Vigilância Sanitária. **Perguntas e respostas –rotulagem de alimentos alergênicos.** 5. ed., 5 jun. 2017. Disponível em: <https://www.gov.br/anvisa/pt-br/centraisdeconteudo/publicacoes/alimentos/perguntas-e-respostas-arquivos/rotulagem-de-alergenicos.pdf>. Acesso em: 29 maio. 2023.

ARAÚJO, H. M. C. et al. Doença celíaca, hábitos e práticas alimentares e qualidade de vida. **Revista de Nutrição**, Campinas, v. 23, n. 3, p. 467-474, maio/jun. 2010. Disponível em: <https://www.scielo.br/j/rn/a/CWKQ7fDBKfF7g88gRvy4jMG/?format=pdf&lang=pt>. Acesso em: 31 maio 2023.

BARBOSA, A. C. S. C. S.; SALOMON, A. L. R. Resposta inflamatória de pacientes com doença renal crônica em fase pré-dialítica e sua relação com a ingestão proteica. **Comunicação em Ciências da Saúde**, v. 22, n. 4, p. 111-125, 2013. Disponível em: <https://bvsms. saude.gov.br/bvs/periodicos/revista_ESCS_v23_n2_a02_resposta_ inflamatoria_pacientes.pdf>. Acesso em: 13 jun. 2023.

BASTOS, M. G.; BREGMAN, R.; KIRSTAJN, G. M. Doença renal crônica: frequente e grave, mas também prevenível e tratável. **Revista da Associação Médica Brasileira**, v. 56, n. 2, p. 248-253, 2010. Disponível em: <https://www.scielo.br/j/ramb/a/3n3JvHpBFm8D97 zJh6zPXbn/?format=pdf&lang=pt>. Acesso em: 13 jun. 2023.

BORGES, S. A. C.; PORTO, P. N. Por que os pacientes não aderem ao tratamento? Dispositivos metodológicos para a educação em saúde. **Saúde Debate**, Rio de Janeiro, v. 38, n. 101, p. 338-346, abr./jun. 2014. Disponível em: <https://www.scielo.br/j/sdeb/a/RsCXCP5Mp gXx8hf4mkxKnCk/?format=pdf&lang=pt>. Acesso em: 11 jun. 2023.

BRASIL. Lei n. 11.346, de 15 de setembro de 2006. **Diário Oficial da União**, Poder Legislativo, 18 set. 2006. Disponível em: <https:// www.planalto.gov.br/ccivil_03/_ato2004-2006/2006/lei/l11346. htm>. Acesso em: 19 maio 2023.

BRASIL. Ministério da Saúde. Agência Nacional de Vigilância Sanitária. Portaria n. 326, de 30 de julho de 1997. **Diário Oficial da União**, Brasília, DF, 1º ago. 1997. Disponível em: <http://antigo.anvisa. gov.br/documents/10181/2718376/%281%29PRT_SVS_326_1997. pdf/45a45ff7-9f34-44f5-a8f2-6a391fb22d16>. Acesso em: 8 jun. 2023.

BRASIL. Ministério da Saúde. Agência Nacional de Vigilância Sanitária. Resolução da Diretoria Colegiada n. 26, de 2 de julho de 2015. **Diário Oficial da União**, Brasília, DF, 3 jul. 2015. Disponível em: <https://bvsms.saude.gov.br/bvs/saudelegis/anvisa/2015/ rdc0026_26_06_2015.pdf>. Acesso em: 29 maio 2023.

BRASIL. Ministério da Saúde. Agência Nacional de Vigilância Sanitária. Resolução da Diretoria Colegiada n. 241, de 26 de julho de 2018. **Diário Oficial da União**, Brasília, DF, 27 jul. 2018. Disponível em: <https://pesquisa.in.gov.br/imprensa/jsp/visualiza/index.jsp?data =27/07/2018&jornal=515&pagina=97&totalArquivos=274>. Acesso em: 25 maio 2023.

BRASIL. Ministério da Saúde. Agência Nacional de Vigilância Sanitária. Resolução da Diretoria Colegiada n. 259, de 20 de setembro de 2002. **Diário Oficial da União**, Brasília, DF, 23 set. 2002a. Disponível em: <https://bvsms.saude.gov.br/bvs/saudelegis/anvisa/2002/rdc0259_20_09_2002.html>. Acesso em: 8 jun. 2023.

BRASIL. Ministério da Saúde. Agência Nacional de Vigilância Sanitária. Resolução da Diretoria Colegiada n. 275, de 21 de outubro de 2002. **Diário Oficial da União**, Brasília, DF, 23 out. 2002b. Disponível em: <http://antigo.anvisa.gov.br/documents/10181/2718376/RDC_275_2002_COMP.pdf/fce9dac0-ae57-4de2-8cf9-e286a383f254>. Acesso em: 8 jun. 2023.

BRASIL. Ministério da Saúde. Secretaria de Atenção à Saúde. Departamento de Atenção Especializada e Temática. **Diretrizes Clínicas para o Cuidado ao paciente com Doença Renal Crônica – DRC no Sistema Único de Saúde**. Brasília, 2014. Disponível em: <https://bvsms.saude.gov.br/bvs/publicacoes/diretrizes_clinicas_cuidado_paciente_renal.pdf>. Acesso em: 22 jul. 2023.

CARVALHO, G. A.; PEREZ, C. L. S.; WARD, L. S. Utilização dos testes de função tireoidiana na prática clínica. **Arquivos Brasileiros de Endocrinologia e Metabologia**, v. 57, n. 3, p. 193-204, abr. 2013. Disponível em: <https://doi.org/10.1590/S0004-27302013000300005>. Acesso em: 11 jun. 2023.

CFN – Conselho Federal de Nutricionistas. Resolução n. 600, de 25 de fevereiro de 2018. **Diário Oficial da União**, Brasília, DF, 20 abr. 2018. Disponível em: <https://pesquisa.in.gov.br/imprensa/jsp/visualiza/index.jsp?data=20/04/2018&jornal=515&pagina=157&totalArquivos=160>. Acesso em: 30 maio 2023.

CHEUCZUK, E. C. et al. A dietoterapia como tratamento fundamental para diverticulite. **Perspectivas**, Campos de Goytacazes, v. 22, n. 6, p. 17-23, 2016. Disponível em: <https://ojs3.perspectivasonline.com.br/biologicas_e_saude/article/view/1051/805>. Acesso em: 13 jun. 2023.

COLECCHIA, A. et al. Diverticular Disease of the Colon: New Perspectives in Symptom Development and Treatment. **World Journal of Gastroenterology**, v. 9, n. 7, p. 1385-1389, July 2003. Disponível em: <https://www.ncbi.nlm.nih.gov/pmc/articles/PMC4615468/>. Acesso em: 13 jun. 2023.

DAMIÃO, A. O. M. C. et al. Diverticulose, doença diverticular e diverticulite. **Revista Brasileira Médica**, v. 67, n. 1-2, p. 123-134, jan./fev. 2010.

DAUGIRDAS, J. T.; BLAKE, P. G.; ING, T. S. **Manual de diálise**. Tradução de Claudia Lucia Caetano de Araujo. 3. ed. Rio de Janeiro: Guanabara Koogan, 2007.

FLESCH, A. G. T.; POZIOMYCK, A. K.; DAMIN, D. de C. O uso terapêutico dos simbióticos. **ABCD – Arquivos Brasileiros de Cirurgia Digestiva**, v. 27, n. 3, p. 206-209, jul./set. 2014. Disponível em: <https://www.scielo.br/j/abcd/a/5v4WYfwB8dJV93b8pMZvZ5C/?format=pdf&lang=pt>. Acesso em: 8 jun. 2023.

FOCHESATTO FILHO, L.; BARROS, E. (Org.). **Medicina interna na prática clínica**. Porto Alegre: Artmed, 2013.

GADDE, K. M. et al. Obesidade: fisiopatologia e manejo. **Journal of the American College of Cardiology**, v. 71, n. 1, p. 67-82, Jan. 2018. Disponível em: <https://jacc.elsevier.pt/pt-pdf-XY735109718629043>. Acesso em: 25 maio 2023.

GOLDMAN, L.; SCHAFER, A. I. **Goldman-Cecil Medicina: perguntas e respostas**. 24. ed. Rio de Janeiro: Elsevier, 2014.

GUMBREVICIUS, I. **Assistência nutricional nas patologias do sistema digestório e órgãos anexos**. Londrina: Editora e Distribuidora Educacional, 2018.

HABR-GAMA, A. et al. Doença de Crohn intestinal: manejo. **Revista da Associação Médica Brasileira**, v. 57, n. 1, p. 10-13, fev. 2011. Disponível em: <https://www.scielo.br/j/ramb/a/DymjtkjZBfBrKxnSHJwyT6v/?format=pdf&lang=pt>. Acesso em: 23 maio 2023.

HORIE, L. M. et al. Diretriz Braspen de terapia nutricional no paciente com câncer e Braspen recomenda: indicadores de qualidade em terapia nutricional. **Braspen Journal**, v. 34, supl. 1, 2019. Suplemento 1. Disponível em: <https://www.braspen.org/_files/ugd/a8daef_19da407c192146e085edf67dc0f85106.pdf>. Acesso em: 11 jun. 2023.

HORTEGAL, E. V.; DIAS, R. S. C. **Nutrição para a prevenção da doença renal crônica**. São Luís: UNA-SUS; UFMA, 2015. (Unidade nutricional para indivíduos com doença renal, 4). Disponível em: <https://ares.unasus.gov.br/acervo/html/ARES/2232/1/livro_unidade_4_mod7.pdf>. Acesso em: 22 jul. 2023.

INCA – Instituto Nacional de Câncer José Alencar Gomes da Silva. **Consenso nacional de nutrição oncológica**. 2. ed. Rio de Janeiro, 2015. Disponível em: <https://www.inca.gov.br/sites/ufu.sti.inca.local/files/media/document/consenso-nacional-de-nutricao-oncologica-2-edicao-2015.pdf>. Acesso em: 29 maio 2023.

INCA – Instituto Nacional de Câncer José Alencar Gomes da Silva. **Consenso nacional de nutrição oncológica.** 2. ed. Rio de Janeiro, 2016. v. 2. Disponível em: <https://www.inca.gov.br/sites/ufu.sti.inca.local/files//media/document//consenso_nutricao_vol_ii_2a_ed_2016.pdf>. Acesso em: 29 maio 2023.

INCA – Instituto Nacional de Câncer José Alencar Gomes da Silva. **Estatísticas de câncer.** 23 jun. 2022. Disponível em: <https://www.gov.br/inca/pt-br/assuntos/cancer/numeros>. Acesso em: 11 jun. 2023.

KDIGO – Kidney Disease: Improving Global Outcomes. Clinical Practice Guideline for the Diagnosis, Evaluation, Prevention, and Treatment of Chronic Kidney Disease–Mineral and Bone Disorder (CKD–MBD). **Kidney International**, v. 2, sup. 1, p. 1-138, Mar. 2012. Disponível em: <https://kdigo.org/wp-content/uploads/2016/10/KDIGO-2012-AKI-Guideline-English.pdf>. Acesso em: 13 jun. 2023.

LAFFITTE, A. M.; POLAKOWSKI C. B.; KATO, M. Realimentação precoce via oral em pacientes oncológicos submetidos à gastrectomia por câncer gástrico. **ABCD: Arquivos Brasileiros de Cirurgia Digestiva**, v. 28, n. 3, p. 200-203, 2015. Disponível em: <https://www.scielo.br/j/abcd/a/MfkVj7v4hztfwFZwqgqsTPm/?format=pdf&lang=pt>. Acesso em: 13 jun. 2023.

LEMES, V. B. et al. The Relation between the Diet and The Diverticulitis Pathophysiology: An Integrative Review. **Arquivos de Gastroenterologia**, v. 58, n. 3, p. 394-398, jul./set. 2021. Disponível em: <https://www.scielo.br/j/ag/a/zCy8b9rcPNz5jgpzRGg4YWc/?format=pdf&lang=en>. Acesso em: 13 jun. 2023.

LOPES, A. C. (Ed.). **Diagnóstico e tratamento.** Barueri: Manole; SBCM, 2007. v. 1.

MAHAN, L. K.; ESCOTT-STUMP, S.; RAYMOND, J. L. **Krause:** alimentos, nutrição e dietoterapia. Tradução de Andréa Favano et al. 14. ed. Rio de Janeiro: Elsevier, 2018.

MARTINEZ, A. P.; AZEVEDO, G. R. Tradução, adaptação cultural e validação da Bristol Stool Form Scale para a população brasileira. **Revista Latino-Americana de Enfermagem**, v. 20, n. 3, p. 1-7, maio/jun. 2012. Disponível em: <https://www.scielo.br/j/rlae/a/vDBpwytKNhBsLbzyYkPygFq/?format=pdf&lang=pt>. Acesso em: 8xjun. 2023.

MENDONÇA, A. E. O. et al. Mudanças na qualidade de vida após transplante renal e fatores relacionados. **Acta Paulista de Enfermagem**, v. 27, n. 3, p. 287-292, jul. 2014. Disponível em: <https://www.scielo.br/j/ape/a/YgVGCTJ3bxBh9jxnv5rRbvP/?format=pdf&lang=pt>. Acesso em: 26 maio 2023.

MILLER, W. R.; ROLLNICK, S. **Entrevista motivacional**: preparando as pessoas para a mudança de comportamentos aditivos. Tradução de Andrea Callefi e Claudia Dornelles. Porto Alegre: Artmed, 2001.

MIRA, A. R. et al. **Manual de nutrição e doença renal**. Porto: Associação Portuguesa dos Nutricionistas, 2017. Disponível em: <https://www.researchgate.net/publication/314635707_Manual_de_Nutricao_e_Doenca_Renal>. Acesso em: 13 jun. 2023.

MIRANDA, B. L. et al. Probióticos naturais para a prevenção e tratamento de doenças crônicas: uma revisão. **Research, Society and Development**, v. 10, n. 5, 2021. Disponível em: <https://rsdjournal.org/index.php/rsd/article/view/14930>. Acesso em: 20 jul. 2023.

NAJAS, M. (Coord.). **I Consenso brasileiro de nutrição e disfagia em idosos hospitalizados**. Barueri: Minha Editora, 2011. Disponível em: <https://sbgg.org.br/wp-content/uploads/2014/10/Consenso_Brasileiro_de_Nutricao1.pdf>. Acesso em: 19 maio 2023.

PROCHASKA, J. O. et al. Stages of Change and Decisional Balance for 12 Problem Behaviors. **Health Psychology**, v. 13, n. 1, p. 39-46, Feb. 1994. Disponível em: <https://www.researchgate.net/publication/15029731_Stages_of_Change_and_Decisional_Balance_for_12_Problem_Behaviors>. Acesso em: 11 jun. 2023.

PROTÁSIO, B. K. P. F. et al. Especificidades da apresentação da doença de Crohn na infância. **Einstein**, São Paulo, v. 16, n. 1, p. 1-3, abr. 2018. Disponível em: <https://www.scielo.br/j/eins/a/jF7tJxnKjG9MrMRxYWSLXzy/?format=pdf&lang=pt>. Acesso em: 23 maio 2023.

REIS, N. T. **Nutrição clínica**: sistema digestório. Rio de Janeiro: Rubio, 2003.

RIBEIRO, R. C. H. M. et al. Caracterização e etiologia da insuficiência renal crônica em unidade de nefrologia do interior do Estado de São Paulo. **Acta Paulista de Enfermagem**, v. 21, número especial, p. 207-211, 2008. Disponível em: <https://www.scielo.br/j/ape/a/WJ9WvT4KzNYXj4XmvRnxnMs/?format=pdf&lang=pt>. Acesso em: 13 jun. 2023.

ROLLNICK, S.; MILLER, W. R.; BUTLER, C. C. **Entrevista motivacional no cuidado da saúde**: ajudando pacientes a mudar o comportamento. Tradução de Ronaldo Cataldo Costa. Porto Alegre: Artmed, 2009.

SALAZAR, M. et al. Efeitos e tratamento da radioterapia de cabeça e pescoço de interesse ao cirurgião dentista: revisão da literatura. **Revista Odonto**, São Bernardo do Campo, v. 16, n. 31, p. 62-68, jan./jun. 2008. Disponível em: <https://www.metodista.br/revistas/revistas-metodista/index.php/Odonto/article/view/606/604>. Acesso em: 13 jun. 2023.

SALLES, R. L. A. Doença diverticular dos cólons e diverticulite aguda: o que o clínico deve saber. **Revista Médica de Minas Gerais**, v. 23, n. 4, p. 490-496, out./dez. 2013. Disponível em: <https://www.rmmg.org/artigo/detalhes/411>. Acesso em: 23 maio. 2023.

SANTOS, A. C. A. **Uso de probióticos na recuperação da flora intestinal, durante a antibioticoterapia**. 39 f. Monografia (Especialização em Microbiologia) – Instituto de Nutrição, Universidade do Estado do Rio de Janeiro, Rio de Janeiro, 2010.

SANTOS JÚNIOR, J. C. M. dos. Doença diverticular dos cólons: aspectos clínicos, diagnóstico e tratamento. **Revista Brasileira de Coloproctologia**, v. 21, n. 3, p. 158-166, jul./set. 2001. Disponível em: <https://sbcp.org.br/revista/nbr213/P158_166.htm>. Acesso em: 13 jun. 2023.

SANTOS, O. Entrevista motivacional na prevenção e tratamento da obesidade. **Endocrinologia, Diabetes & Obesidade**, v. 3, n. 3, p. 109-115, maio/jun. 2009. Disponível em: <https://www.researchgate.net/publication/258225768_Entrevista_motivacional_na_prevencao_e_tratamento_da_obesidade>. Acesso em: 13 jun. 2023.

SANTOS, R. S. D. et al. Doença hepática alcoólica: manifestações e diagnóstico laboratorial através do coagulograma e transaminases. **Temas em Saúde**, João Pessoa, v. 16, n. 3, p. 80-97, 2016. Disponível em: <https://temasemsaude.com/wp-content/uploads/2016/09/16305.pdf>. Acesso em: 13 jun. 2023.

SBD – Sociedade Brasileira de Diabetes. **Diretriz Oficial da Sociedade Brasileira de Diabetes**. 2022. Disponível em: <https://diretriz.diabetes.org.br/2022/>. Acesso em: 11 jun. 2023.

SBD – Sociedade Brasileira de Diabetes. **Manual de contagem de carboidratos para pessoas com diabetes**. 2016. Disponível em: <https://diabetes.org.br/wp-content/uploads/2021/05/manual-de-contagem-de-carbo.pdf>. Acesso em: 13 jun. 2023.

SBEM – Sociedade Brasileira de Endocrinologia e Metabologia. **Diretrizes**. Disponível em: <https://www.endocrino.org.br/diretrizes/>. Acesso em: 13 jun. 2023.

SBN – Sociedade Brasileira de Nefrologia. **Dia Mundial do Rim**. 2013. Disponível em: <https://arquivos.sbn.org.br/pdf/release.pdf>. Acesso em: 22 jun. 2023.

SBNO – Sociedade Brasileira de Nutrição Oncológica. **I Consenso brasileiro de nutrição oncológica da SBNO**. Rio de Janeiro: Edite, 2021. Disponível em: <https://sbno.com.br/wp-content/uploads/2021/07/consenso_2021.pdf>. Acesso em: 29 maio 2023.

SBNPE – Sociedade Brasileira de Nutrição Parenteral e Enteral; ABRAN – Associação Brasileira de Nutrologia. **Terapia nutricional para pacientes em hemodiálise crônica**. São Paulo: Associação Médica Brasileira; Conselho Federal de Medicina, 2011a. (Projeto Diretrizes). Disponível em: <http://www.projetodiretrizes.org.br/9_volume/terapia_nutricional_para_pacientes_em_hemodialise_cronica.pdf>. Acesso em: 23 maio 2023.

SBNPE – Sociedade Brasileira de Nutrição Parenteral e Enteral; ABRAN – Associação Brasileira de Nutrologia. **Terapia nutricional para pacientes na fase não dialítica da doença renal crônica**. São Paulo: Associação Médica Brasileira; Conselho Federal de Medicina, 2011b. (Projeto Diretrizes). Disponível em: <https://amb.org.br/files/_BibliotecaAntiga/terapia_nutricional_para_pacientes_na_fase_nao_dialitica_da_doenca_renal_cronica.pdf>. Acesso em: 13 jun. 2023.

SBNPE – Sociedade Brasileira de Nutrição Parenteral e Enteral; CBC – Colégio Brasileiro de Ciruegiões; ABRAN – Associação Brasileira de Nutrologia. **Terapia nutricional nas doenças hepáticas crônicas e insuficiência hepática**. São Paulo: Associação Médica Brasileira; Conselho Federal de Medicina, 2011. (Projeto Diretrizes). Disponível em: <https://amb.org.br/files/_BibliotecaAntiga/terapia_nutricional_nas_doencas_hepaticas_cronicas_e_insuficiencia_hepatica.pdf>. Acesso em: 10 jun. 2023.

SBNPE – Sociedade Brasileira de Nutrição Parenteral e Enteral; SBCM – Sociedade Brasileira de Clínica Médica; ABRAN – Associação Brasileira de Nutrologia. **Terapia nutricional no paciente com injúria renal aguda.** São Paulo: Associação Médica Brasileira; Conselho Federal de Medicina, 2011. (Projeto Diretrizes). Disponível em: <https://amb.org.br/files/_BibliotecaAntiga/terapia_nutricional_no_paciente_com_injuria_renal_aguda.pdf>. Acesso em: 23 maio 2023.

SCHINONI, M. I. Fisiologia hepática. **Gazeta Médica da Bahia**, v. 76, supl. 1, p. 5-9, 2006. Disponível em: <http://gmbahia.ufba.br/index.php/gmbahia/article/viewFile/305/296>. Acesso em: 21 maio 2023.

SILVA, D. G. et al. Doença hepática gordurosa não alcoólica: atualização sobre a fisiopatologia. **Brasília Médica**, v. 52, n. 3-4, p. 108-115, 2015. Disponível em: <https://cdn.publisher.gn1.link/rbm.org.br/pdf/v52n3-4a04.pdf>. Acesso: 22 maio 2023.

SILVA, F. R. de M. et al. Factors Associated with Malnutrition in Hospitalized Cancer Patients: A Cross-sectional Study. **Nutrition Journal**, v. 14, n. 123, p. 1-8, Dec. 2015. Disponível em: <https://nutritionj.biomedcentral.com/articles/10.1186/s12937-015-0113-1>. Acesso em: 11 jun. 2023.

SOLÉ, D. et al. (Coord.). Consenso brasileiro sobre alergia alimentar: 2007. Documento conjunto elaborado pela Sociedade Brasileira de Pediatria e Associação Brasileira de Alergia e Imunopatologia. **Revista Brasileira de Alergia e Imunopatologia**, v. 31, n. 2, p. 64-89, mar./abr. 2008. Disponível em: <http://www.precisionlab.com.br/downloads/Consenso_Brasileiro_sobre_alergia_alimentar_2007.pdf>. Acesso em: 13 jun. 2023.

SOLÉ, D. et al. Consenso Brasileiro sobre Alergia Alimentar: 2018 – Parte 1 – Etiopatogenia, clínica e diagnóstico. Documento conjunto elaborado pela Sociedade Brasileira de Pediatria e Associação Brasileira de Alergia e Imunologia. **Arquivos de Asma, Alergia e Imunologia**, v. 2, n. 1, p. 7-38, jan./mar. 2018. Disponível em: <http://aaai-asbai.org.br/detalhe_artigo.asp?id=851>. Acesso em: 27 maio. 2023.

TEIXEIRA, M. H. Benefícios de uma dieta quimicamente definida com baixo teor de resíduos para pacientes com tumor de canal anal submetidos a radioquimioterapia associada. **Revista Brasileira de Cancerologia**, v. 48, n. 3, p. 405-410, jul./ago./set. 2002. Disponível em: <https://rbc.inca.gov.br/index.php/revista/article/view/2216/1377>. Acesso em: 13 jun. 2023.

TOY, E. C.; PATLAN, J. T. **Casos clínicos em medicina interna**. Tradução de André Garcia Islabão e Soraya Imon de Oliveira. 4. ed. Porto Alegre: Artmed, 2014.

TURSI, A. Diverticulosis Today: Unfashionable and still Under-Researched. **Therapeutic Advances in Gastroenterology**, v. 9, n. 2, p. 213-228, Mar. 2016. Disponível em: <https://www.ncbi.nlm.nih.gov/pmc/articles/PMC4749857/>. Acesso em: 13 jun. 2023.

VIEIRA, K. A.; RIEGER, D. K.; DALTOÉ, F. P. Tratamento nutricional na doença hepática gordurosa não alcoólica: aspectos relevantes na composição de macronutrientes. **Demetra**, v. 15, p. 1-15, 2020. Disponível em: <https://www.e-publicacoes.uerj.br/index.php/demetra/article/view/43955/34511>. Acesso em: 21 maio. 2023.

WAITZBERG, D. L. **Dieta, nutrição e câncer**. 2. ed. São Paulo: Atheneu, 2006.

ZAMBELLI, C. M. S. F. et al. Diretriz Braspen de terapia nutricional no paciente com doença renal. **Braspen Journal**, v. 36, n. 2, supl. 2, p. 2-22, 2021. Disponível em: <https://www.asbran.org.br/storage/downloads/files/2021/07/diretriz-de-terapia-nutricional-no-paciente-com-doenca-renal.pdf>. Acesso em: 26 maio 2023.

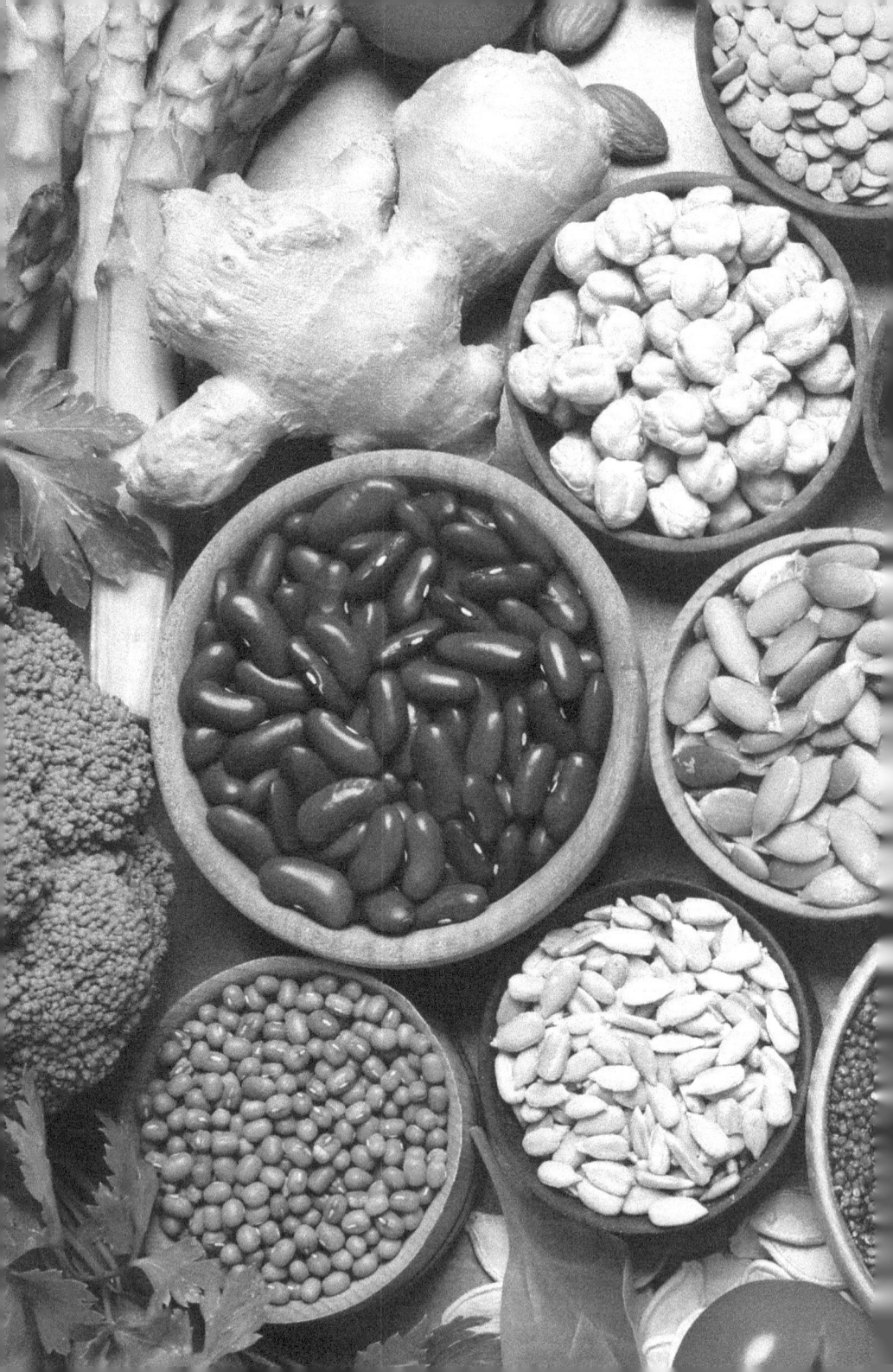

# Respostas

## Capítulo 1
### Questões para revisão
1. A média estimada é de 25 a 30 kcal/kg. Em caso de paciente desnutrido, é de 30 a 35 kcal/kg de peso atual/dia. Se o paciente for obeso, é recomendado 20 a 25 kcal/kg peso ideal/dia ou 11 a 14/kcal/kg de peso atual. A recomendação de proteína no caso de estresse elevado é de 1,5 a 2,0 g/kg/dia. A recomendação hídrica é de 30 a 35 ml/kg ao dia.
2. Sugestões: bebidas alcoólicas, café (inclusive o descafeinado), chocolates, frutas ácidas, refrigerantes à base de cola, pimenta vermelha, pimenta preta, mostarda em grão, *chilli*.
3. a
4. a
5. a

### Questão para reflexão
1. Um dos principais desafios da terapia nutricional na colostomia é garantir uma dieta adequada que promova a saúde e o bem-estar do paciente, levando em consideração as restrições e os ajustes necessários devido à modificação na anatomia do sistema digestório. A adaptação à nova condição, a escolha de alimentos que não causem obstrução ou desconforto e o equilíbrio adequado de nutrientes são aspectos cruciais a serem enfrentados na terapia nutricional de pacientes com colostomia. Além disso, é importante fornecer suporte emocional e educacional para que o paciente possa compreender e gerenciar adequadamente sua nova realidade alimentar, promovendo assim uma melhor qualidade de vida.

## Capítulo 2
### Questões para revisão
1. O objetivo da terapia nutricional dependerá de qual é o tipo de diabetes e da gravidade da doença. De modo geral, é necessário buscar atingir os níveis adequados de glicemia, prevenir possíveis complicações cardiovasculares e manter ou recuperar o estado nutricional desses pacientes.
2. Consumir carboidratos de alta complexidade; priorizar o consumo de alimentos com fibras; fracionar as refeições. Essas condutas têm como meta adequar a curva glicêmica e evitar picos de insulina.
3. d
4. d
5. b

### Questão para reflexão
1. As principais estratégias das políticas públicas de saúde no manejo das doenças endócrinas são: promoção de hábitos alimentares saudáveis, estímulo à prática de atividade física regular, acesso facilitado a serviços de saúde, fortalecimento do sistema de saúde e prevenção por meio de rastreamento e intervenções precoces. Ao adotar abordagens integradas e multidisciplinares, é possível enfrentar os desafios relacionados ao aumento dessas doenças e melhorar a qualidade de vida da população.

## Capítulo 3
### Questões para revisão
1. A recomendação de energia e nutrientes depende do período do transplante renal. A recomendação média de energia é de 25-35 kcal/kg/dia. No transplante renal imediato e em caso de rejeição aguda do enxerto, a recomendação de proteínas é de 1,3-1,5 g/kg de peso atual ou ideal.

2. A recomendação de energia para pacientes com IRA é de 20-30 kcal/kg/dia de peso seco ou ideal (em casos de obesidade ou muito baixo peso). A recomendação de proteína na IRA intermitente é de 1,5 g/kg/dia. Em terapia de reposição renal contínua, deve ser de 1,7 a 2,5 g/kg/dia.
3. b
4. c
5. c

## Questão para reflexão

1. Uma abordagem recomendada é o processo de lixiviação, que consiste em imergir certos alimentos ricos em potássio, como vegetais e legumes, em água fervente por um período determinado de tempo. Esse procedimento ajuda a reduzir o teor de potássio nos alimentos, tornando-os mais seguros para o consumo por pacientes em tratamento renal. Ao orientar o paciente sobre a lixiviação, é importante destacar a necessidade de seguir as instruções corretamente, como o tempo de imersão e a troca da água de fervura.

# Capítulo 4
## Questões para revisão

1. As alergias alimentares são causadas por respostas exageradas do sistema imunológico ao consumo de determinados alimentos. Diferentemente da alergia alimentar, a intolerância não envolve respostas do sistema imunológico.
2. São exemplos de manifestações mais comuns as reações cutâneas, as gastrointestinais, as respiratórias e as sistêmicas.
3. b
4. a
5. c

## Questão para reflexão

1. O aumento significativo no número de pacientes diagnosticados com alergias alimentares nas últimas décadas pode ser atribuído a uma combinação de fatores. Um dos principais é o aumento da conscientização e da vigilância em relação às alergias alimentares por parte dos profissionais de saúde e da população em geral. Com mais conhecimento sobre os sintomas e os riscos associados às alergias alimentares, mais pessoas têm buscado ajuda médica e recebido o diagnóstico adequado.

## Capítulo 5
## Questões de revisão

1. A média estimada de energia é de 25 a 30 kcal/dia. Quando o paciente é desnutrido, a recomendação é 30 a 35 kcal/kg de peso atual/dia. Paciente obeso: 20 a 25 kcal/kg peso ideal/dia ou 11 a 14 kcal/kg de peso atual. A recomendação de proteína a paciente com estresse moderado e desnutrido é de 1,2 a 1,5 g/kg/dia; com estresse elevado, de 1,5 a 2,0 g/kg/dia. A recomendação hídrica é de 30 a 35 ml/kg.
2. A prescrição para pacientes candidatos a operações de médio e grande portes deve ser de uma terapia nutricional preventiva, rica em proteínas e imunonutrientes, além de abreviação de jejum.
3. d
4. a
5. d

## Questão para reflexão

1. No caso da anorexia, é importante incentivar uma alimentação fracionada, com pequenas refeições ao longo do dia, e oferecer alimentos de fácil ingestão e digestão. Estratégias como o uso de suplementos nutricionais e o acompanhamento de um nutricionista especializado podem ser adotadas para garantir a ingestão adequada de nutrientes. Para náuseas e vômitos, é recomendado evitar alimentos com odor forte e de difícil digestão, optando por refeições leves e bem toleradas, como sopas, purês e alimentos frios. O fracionamento das refeições também pode ajudar, assim como o consumo de alimentos gelados, como picolés e sorvetes, que podem aliviar a sensação de náusea.

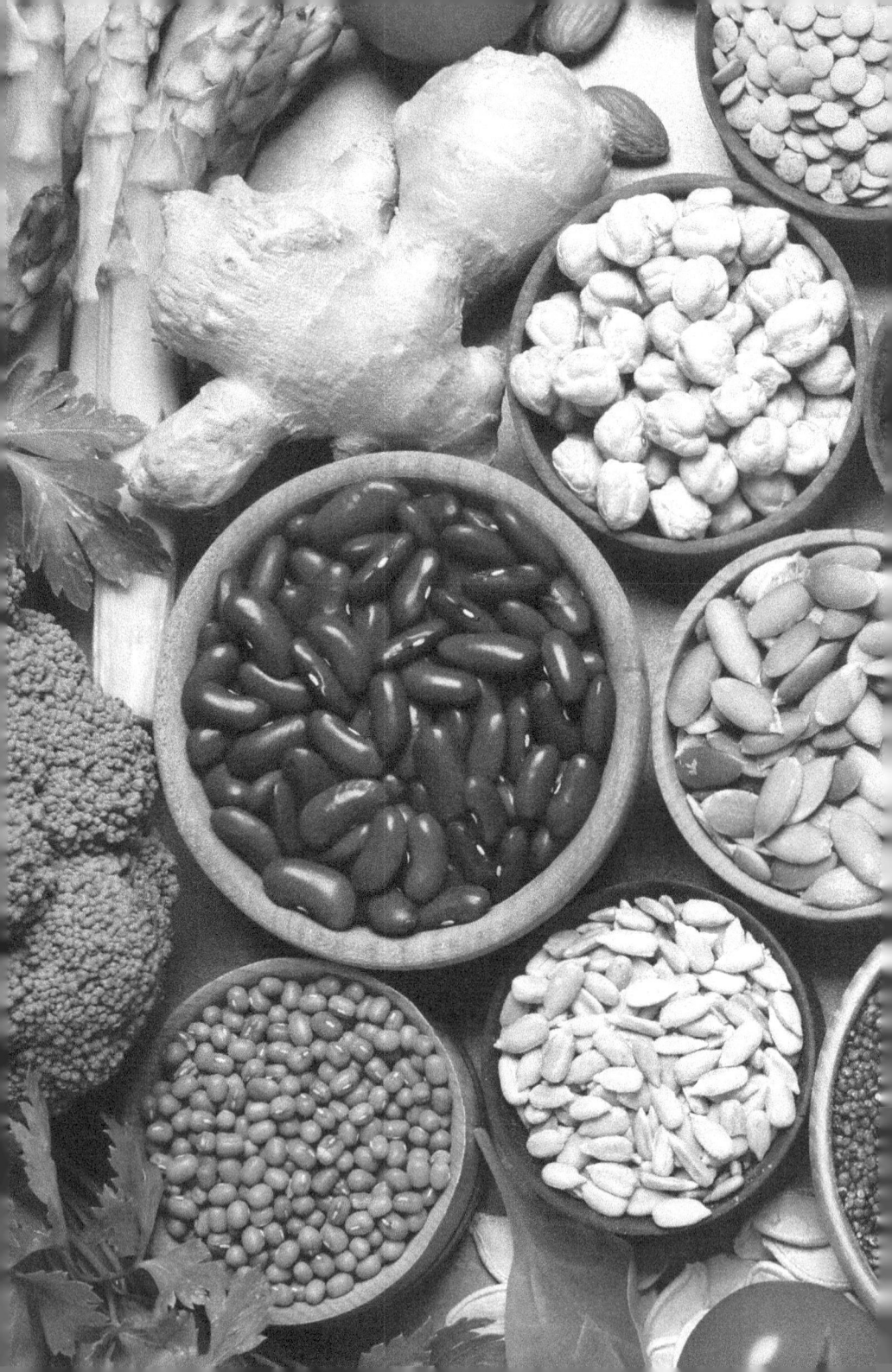

# Sobre as autoras

**Ana Paula Garcia Fernandes dos Santos** é mestre em Alimentação e Nutrição pela Universidade Federal do Paraná (UFPR), especialista em Vigilância Sanitária e Controle de Qualidade Aplicado na Produção de Alimentos pela Pontifícia Universidade Católica do Paraná (PUCPR) e graduada em Nutrição pela UFPR. Atua como coordenadora do curso de Gastronomia do Centro Universitário Internacional Uninter. É conselheira do Conselho Regional de Nutricionistas (CRN) da 8ª Região (Curitiba-PR).

**Camila Brandão Polakowski** é mestre em Segurança Alimentar e Nutricional pela Universidade Federal do Paraná (UFPR), especialista em Nutrição Clínica e graduada em Nutrição pela Pontifícia Universidade Católica do Paraná (PUCPR). Docente de graduação e pós-graduação, atualmente também é nutricionista clínica do Hospital Erasto Gaertner, com ênfase em nutrição clínica e oncologia, onde atua também como preceptora e docente da residência multiprofissional em cancerologia, área de atuação nutrição. É membro da Equipe Multidisciplinar de Terapia Nutricional (EMTN), e coordenadora do Comitê de Ética nesse mesmo hospital.

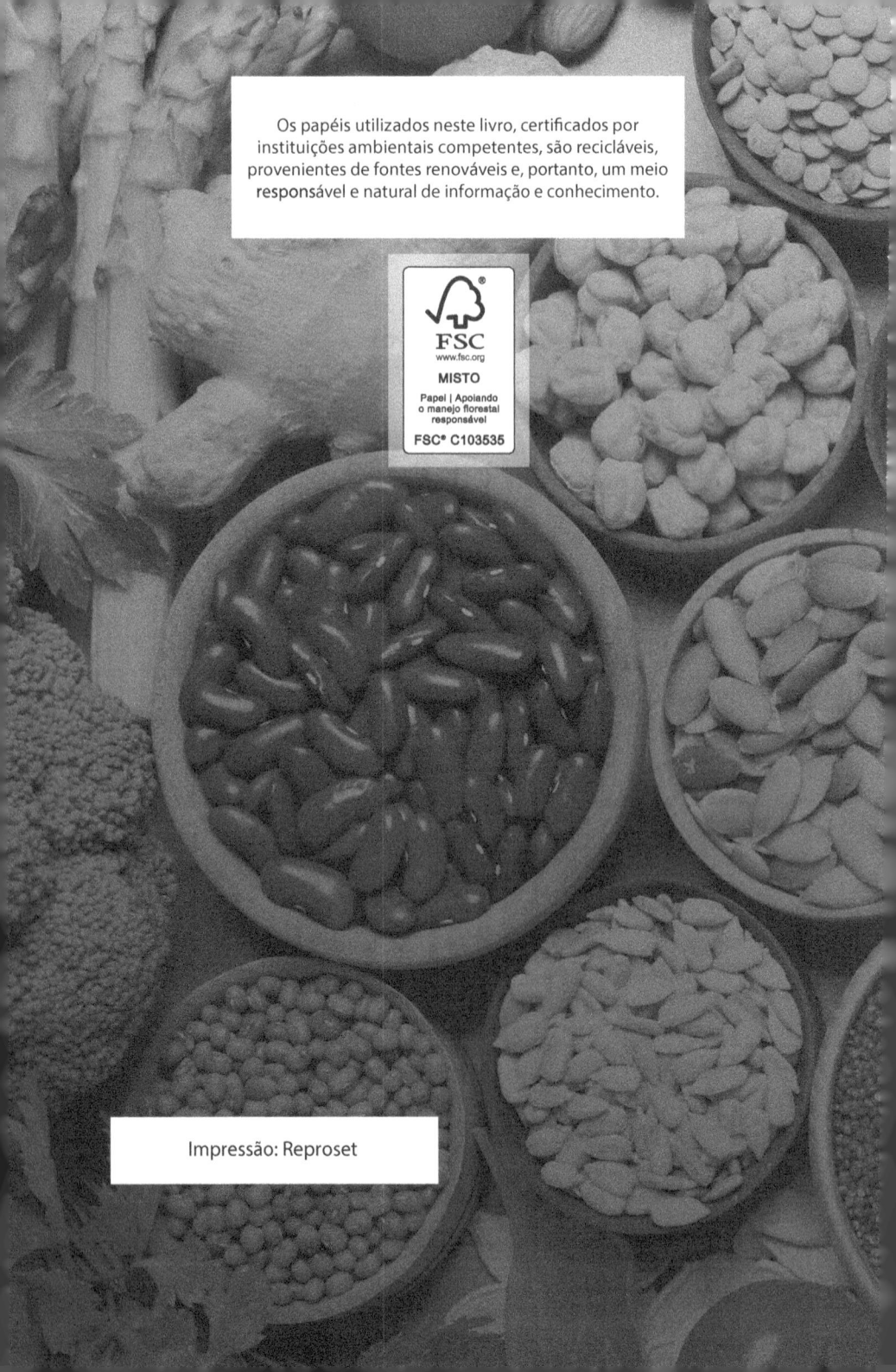

Os papéis utilizados neste livro, certificados por instituições ambientais competentes, são recicláveis, provenientes de fontes renováveis e, portanto, um meio **respons**ável e natural de informação e conhecimento.

Impressão: Reproset